HEYNE
BÜCHER

Alle Angaben in diesem Buch beruhen auf dem neuesten Stand von Wissenschaft und Forschung. Grundsätzlich sollten jedoch alle Befindlichkeitsstörungen mit einem Arzt besprochen werden, ehe eine Selbstbehandlung vorgenommen wird. Insbesondere muß geklärt werden, daß die Beschwerden nicht Symptome von Krankheiten sind, die dringender ärztlicher Hilfe bedürfen. Für den Erfolg bzw. die Richtigkeit der Anwendungen in jedem Einzelfall können Autoren und Verlag keinerlei Gewähr übernehmen.

Angeline Bauer und René Prümmel

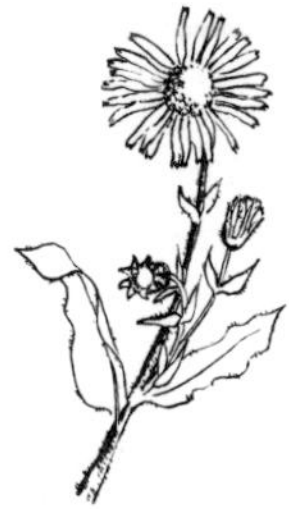

Arnika – Gesundheit aus dem Kräutergarten

Hilft wirksam bei
• Wunden • Blutergüssen
• Entzündungen
• Durchblutungsstörungen

Originalausgabe

WILHELM HEYNE VERLAG
MÜNCHEN

HEYNE RATGEBER
08/5274

Umwelthinweis:
Dieses Buch wurde auf chlor- und säurefreiem Papier gedruckt.

http://www.heyne.de
Printed in Germany 1999
Lektorat: Angela Kuepper
Umschlaggestaltung: Atelier Bachmann & Seidel, Reischach
Umschlagabbildung: Pflanzenarchiv Lavendelfoto, Hamburg
Innenabbildungen:
Seite 1: © Naturbild-Archiv Manfred Pforr, Langenpreising
Seite 2: © Archiv für Kunst und Geschichte, Berlin (3 x)
Seite 3: © Pflanzenarchiv Lavendelfoto, Hamburg (2 x)
Seite 4: © Naturbild-Archiv Manfred Pforr, Langenpreising
Satz: Schaber Satz- und Datentechnik, Wels
Druck und Bindung: Ebner Ulm

ISBN 3-453-15448-7

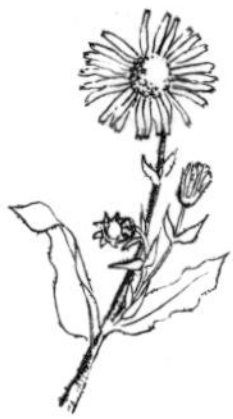

Inhalt

Vorbemerkung für den Leser mit wenig Zeit

Da es heute immer mehr Menschen gibt, die an akutem Zeitmangel leiden oder sich aus anderen Gründen nicht die Zeit nehmen wollen, ein ganzes Buch zu lesen, möchte ich vorab eine Warnung aussprechen:

1. Die Arnika kann bei manchen, vor allem bei hellhäutigen Menschen eine Allergie hervorrufen.
2. Die ***Einnahme*** von Arnika kann in falscher Dosierung gesundheitsschädlich sein!
3. Es gibt sogar einzelne Berichte von Todesfällen durch die Einnahme einer Überdosis von Arnika.

Deshalb sollte die *Einnahme* von Arnika immer mit dem Arzt oder Heilpraktiker abgesprochen werden!

Über den Umgang mit diesem Buch

In diesem Buch werden Hinweise zur Naturheilkunde gegeben. Es ist wichtig zu wissen, daß auch Naturheilmittel sich gesundheitsschädlich auswirken können und nicht bedenkenlos eingenommen werden dürfen. Heiltees sollten immer nur befristet getrunken werden, und die Arnika insbesondere.
Obwohl das vorliegende Buch sorgfältig durchrecherchiert wurde, kann für den Erfolg bzw. die Richtigkeit der Anwendungen in jedem Einzelfall keine Haftung von seiten der Autoren und des Verlags übernommen werden. Jeder Mensch reagiert individuell auf Heilkräuter und deren Anwendungen. Deshalb sollte vor allem in schwierigen Krankheitsfällen oder im Zweifel immer der Arzt oder Heilpraktiker zu Rate gezogen werden. Wenn Sie glauben, Ihren Arzt nicht auf naturheilkundliche Mittel ansprechen zu können, suchen Sie sich einen anderen Arzt oder einen Heilpraktiker, mit dem Sie auf dieser Basis zusammenarbeiten können. Im Anhang finden Sie Adressen, die Ihnen auf Ihrer Suche behilflich sein können.
Vielleicht hat mancher Leser nach der Lektüre dieses Buches den Eindruck, die Arnika sei pures Gift. Das ist sie auch – aber nur dann, wenn sie *bedenken- und verantwortungslos* eingenommen wird. In kleinen Dosen über einen befristeten Zeitraum wirkt sie heilend und unterstützend. Aber um ganz sicherzugehen, sollten Sie vor der *Einnahme* von Arnika Rücksprache mit einem Behandler halten! Im selben Maße, wie Sie diese wunderbare Heilpflanze kennenlernen und sie Ihnen vertraut wird, werden Sie auch die Sicherheit erlangen, sie eigenverantwortlich einzusetzen.

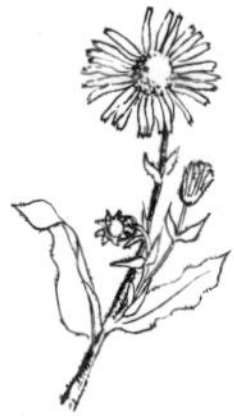

Die Arnika – Geschichten und Geschichtliches

Arnika – geliebt, gesucht, geschützt

Das Interesse an der heimischen Flora und insbesondere den Heilpflanzen steigt in zunehmendem Maße. Gleichzeitig sind aber auch immer mehr Pflanzen (und Tiere) bedroht. Die Gründe hierfür sind die Verschmutzung und Zerstörung unserer Umwelt und das sogenannte »Kultivieren« oder Nutzbarmachen von Landschaften. Wir begradigen Flüsse und betonieren sie ein, wir legen Moore und Hochmoore trocken, wir düngen saure Wiesen und zerstören Wälder, und ganze Invasionen von Skifahrern und Bergwanderern zerschinden vormals unberührte Almen.

Mitteleuropa war einst ein weitgehend geschlossenes Waldland. Freiflächen blieben im großen und ganzen auf Moor- und Sumpfgebiete, Küstenstriche, Felswände, zwischendurch etwas Grünlandwirtschaft und Siedlungen begrenzt. Inzwischen ist die Vegetationsfläche Mitteleuropas enorm zusammengeschrumpft. Betrachten wir beispielsweise unsere Moorgebiete. Ursprünglich waren 1,2 Millionen Hektar der Fläche der heutigen Bundesrepublik von Mooren bedeckt, heute sind davon nur noch 150 000 Hektar übriggeblieben. Mindestens ebenso erschreckend ist es zu wissen, daß in der Bundesrepublik *täglich* weit über 100 Hektar Fläche bebaut werden, wovon etwa

die Hälfte für Straßen und Autobahnen beansprucht wird. Unter solchen Umständen kann es natürlich nicht ausbleiben, daß Tiere und Pflanzen so weit zurückgedrängt werden, daß sie schließlich aussterben.
Auch die Arnika ist vom Aussterben bedroht. Bei ihr liegt das aber nicht allein an den erwähnten Umweltproblemen, sondern auch daran, daß sie über lange Zeit hinweg unmäßig und in völlig unnötiger Weise mit der Wurzel gesammelt wurde.
Die Arnika gehört zu den – leider viel zu wenigen – Pflanzen, die inzwischen geschützt sind; das heißt, sie steht nach der Bundesartenschutzverordnung vom 19. 12. 1986 unter gesetzlichem Schutz und darf nicht gesammelt und gepflückt werden. Andere Pflanzen, die nicht das Glück haben, aus irgendeinem Grunde die besondere Aufmerksamkeit der Menschen auf sich zu ziehen, werden nicht geschont und darum eines Tages wohl einfach verschwunden sein.

Die Arnika – vom Aussterben bedroht

Daß unsere heimische *Arnica montana* vom Aussterben bedroht ist, hat vor allem zwei Gründe. Einerseits wurde sie ihrer großen Heilkraft wegen zu ausgiebig und dabei oft – und völlig unnötig – auch mit ihrem Wurzelwerk gesammelt; die Inhaltsstoffe der Wurzel sind nämlich im wesentlichen auch im Kraut vorhanden. Andererseits wurde ihr natürlicher Lebensraum immer mehr zu ihren Ungunsten verändert. Genauer: Magerrasen und Heide wurden entweder durch Düngungen »verbessert«; in anderen Fällen wurde aufgeforstet.

Arnika – die wilde Schöne

Leuchtend gelb ist sie, so wie Kinder die Sonne malen, und immer ein wenig zerzaust. Eine Margerite wirkt neben ihr wie frisch gebügelt! Auch ihr Duft ist nicht lieblich, wie der der Rose

zum Beispiel, sondern herb und kräftig, und in manchen Büchern steht unter ihrem Namen: **Vorsicht, giftig!**
Es gibt etwa 30 Sorten der Gattung Arnika. Die bei uns am meisten bekannte und zu Heilzwecken über Jahrhunderte hinweg gesammelte Pflanze heißt mit botanischem Namen *Arnica montana*.
Die *Arnica montana* ist Heil- und Giftpflanze zugleich, und darum sei auch gewarnt vor ihr. Sie kann heilen, aber sie kann auch schaden, und deshalb sollte der Gebrauch der Arnika stets wohlüberlegt sein. Näheres dazu lesen Sie bitte im Kapitel »Was man über die Arnika unbedingt wissen sollte« auf Seite 39 ff. nach.

Botanische Erkennungszeichen unserer heimischen Arnika

Botanischer Name
Arnica montana L.

Drogenbezeichnung
Arnikablüten: *Flores Arnicae*
Arnikakraut: *Herba Arnicae*
Arnikawurzel: *Rhizoma Arnicae* (Die Bezeichnung *Radix Arnicae* ist falsch, denn es wird der ganze Wurzelstock verwendet.)

Als Heilpflanze wurde die Arnika zugelassen durch die Kommission E. Bundesarzneigesetz, Nummer 228 am 5. 12. 1984, Bewertung positiv, von Einnahme wird durch die Kommission E abgeraten.

Verwandte
Arnica chamissonis L. oder amerikanische Wiesenarnika ist die wichtigste Verwandte. Vorkommen in Nord- und Mittelamerika, bevorzugt saure Moorwiesen. Sie ähnelt der *Arnica montana*, hat allerdings mehrere Blüten auf Seitentrieben, und das einzelne Blütenkörbchen ist kleiner als das ihrer Schwester.

Gattung

Die Arnika gehört zur Familie der Korbblütler aus der Abteilung der Corymbiferen und ist zweigeschlechtlich.

Standort

Vornehmlich ab 1000 Meter Höhe (in Ausnahmefällen auch im Flachland), ungedüngte Wiesen, saure Moorböden, meidet im allgemeinen kalkreiche Böden. Die Arnika liebt das Gebirge, wächst auf Alpmatten und in Heidekrautbeständen im Gebirge, in Kiefernwäldern und auf Triften bis zu einer Höhe von 2800 Metern. Im Flachland bevorzugt sie sandigen, torfig-humösen Wiesenboden.

Vorkommen

Hauptsächlich in den Gebirgen Mitteleuropas, im Norden bis Südschweden, Nordbalkan und Südrußland, im Süden bis zum nördlichen Italien, Nordspanien (Pyrenäen) und Portugal. Da sie Trockengebiete meidet, fehlt sie im Mittelmeerraum vollkommen.

Beschreibung

Je nach Standort 20 bis 66 Zentimeter hohe Pflanze mit grundständiger Blattrosette aus meist vier, manchmal aber auch sechs Blättern, die zungenförmig und spitz sind. Am Stengel aufwärts finden sich zwei bis drei kleinere gegenständig angeordnete, glatte, längsnervige Blattpaare. Blüte gelborange, meist nur eine, in Ausnahmefällen zusätzlich zwei gegenständige, kleinere Blüten aus den Achseln des oberen Blattpaares. Aromatisch duftend, Blütezeit Mai bis Juli. Die Blütenköpfe (*Flores Arnicae*) sind von einem zweireihigen Blütenkranz umgeben, deren Blätter außen drei Zähnchen haben. Sie sind zungenförmig und 8 bis 15 Zentimeter lang (etwa zwei- bis dreimal länger als die Hülle), die inneren Blätter (Hülle) sind röhrenförmig und messen 4 bis 6 Millimeter. Die gesamte Blüte erreicht einen Durchmesser von 7 bis 8 Zentimetern.
Am Fruchtknoten (Samen) der Arnika sind die eigentümlichen, nach oben gerichteten »Zwillingshaare« bemerkenswert. Die Keimdauer beträgt etwa 14 Tage.

Der derbe, krautige Stengel ist drüsenhaarig, das Mark schmutzigweiß, der horizontal im Erdboden kriechende Wurzelstock ist 5 bis 10 Zentimeter lang. Im Hochsommer treiben daraus kleine Blattrosetten (vier- bis sechsblättrig), die aber erst im nächsten Sommer zur Blüte kommen.
Die Arnika steht vereinzelt oder truppweise und zeichnet sich, vor allem wenn sie zerrieben wird, durch einen sehr charakteristischen aromatischen Geruch aus. Ihr Geschmack ist leicht bitter und etwas scharf.

Inhaltsstoffe

Ätherisches Öl von goldgelber Farbe und kamillenartigem Duft, ein gelber Farbstoff, Flavonglykoside (vor allem Astragalin, Luteolin-7-glukosid und Isoquercetin), der Bitterstoff Arnicin (therapeutisch gesehen der wichtigste Bestandteil) sowie zwei weitere Harze, Gerbstoffe, Extraktivstoffe (sie üben einen lösungs- und resorptionsfördernden Einfluß aus) und ein flüchtiges Alkaloid.

Verwechslungsmöglichkeiten

Wiesenbocksbart, Wiesenalant, Wiesen-Pippau, Gemeines Habichtskraut.

Sammeln

Die wildwachsende Arnika *montana darf in Deutschland, in der Schweiz und in Österreich nicht gesammelt werden, denn sie steht unter Naturschutz!*
Sammelzeit von Blüten und Kraut der kultivierten Arnika: Sobald sie in voller Blüte steht (Juli/August) bei zunehmendem Mond oder Vollmond.
Sammelzeit der Wurzeln der kultivierten Arnika: im März und April, bei Vollmond oder abnehmendem Mond.

Die Geschichte der Arnika

Daß die Arnika schon den Steinzeitmenschen als Heilpflanze bekannt war, steht für uns außer Frage, aber beweisen läßt sich das natürlich nicht. Wir müssen also einen großen Sprung in der Geschichte machen und landen bei den Germanen. Bei ihnen war die Arnika eine hochgeschätzte Heilpflanze – so geschätzt, daß sie sie sogar ihrer Muttergöttin Freya weihten. Später, als das Christentum einige der germanischen Bräuche übernahm und die alten Götter durch den monotheistischen Christengott und seine Heiligen ersetzt wurden, galt die Arnika dann als Blume der Muttergottes Maria.

Von den Römern wissen wir nichts über die Arnika. Vermutlich kannten sie sie nicht, zumal die Arnika jenseits der Alpen und Pyrenäen nicht mehr wächst. Auch bei Hippokrates, Aristoteles oder Theophrastus, die bei den alten Griechen das gesamte Wissen über Heil- und Würzkräuter niederschrieben, wird die Arnika nicht erwähnt.

Was die Kelten über die Arnika wußten, ist leider nicht nachzuforschen, da sie ihr Wissen ausschließlich mündlich weitergaben. Eines jedoch ist sicher: Den Heilkundigen und Hebammen des Mittelalters war die Arnika als Heilkraut nachweislich bekannt.

Bei Hildegard von Bingen wird sie unter dem Namen Wolfsgelegena als starkes Aphrodisiakum, das heißt den Geschlechtstrieb anregendes Mittel bezeichnet. Medizinisch empfohlen wurde sie gegen Ende des 16. Jahrhunderts von dem Göttinger Professor Franz Joe, und Johann Michael Fehr schrieb 1678/79 eine eingehende Abhandlung über die Arnika. Später beschäftigten sich unter anderem De la Marche, Buchner und De Martini mit ihr, und J. J. Collin trat 1777 in Wien besonders für sie ein.

Obwohl die Arnika schon viel früher in Gärten gezogen wurde, scheint sie erst um 1788 in die Apotheken aufgenommen worden zu sein. In die englischen Gärten gelangte sie vermutlich um 1759.

In neuerer Zeit hat sich unter anderem auch Pfarrer Kneipp zur

Arnika geäußert. So schrieb er, daß nach seinen eigenen Erfahrungen die Arnika als Pflanze zur Heilung von Wunden ganz obenan stünde. In seinem 1890 erschienen Buch *Meine Wasser-Kur* ist nachzulesen:
»Die Arnika-Tinktur ist so allgemein bekannt und bei Wunden zu deren Auswaschen, zu Kompressen (Ausschlägen) u.s.w. so allgemein in Übung, daß es mir nicht nothwendig erscheint, darüber auch nur ein Wort zu verlieren.«[1]
Goethe hingegen, der sich immer einen Arnikatee bereiten ließ, wenn er Brustschmerzen aufgrund seiner altersbedingten Koronarinsuffizienz (einer Durchblutungsstörung der Herzkranzgefäße) verspürte, fand es gar nicht überflüssig, wieder und wieder ein Loblied auf die Arnika zu singen. Er pries sie sogar noch auf dem Sterbebett:
»Fühlte ich doch, als Leben und Tod in mir den Kampf begannen, daß die Lebensscharen mit dieser Blume auf ihrem Panier den Durchbruch erzwangen, und dem Feindlich-Stockenden, Tödlich-Bedrückenden sein Austerlitz bereitet wurde. In der Genesung verjüngt, preise ich sie höchstlichst, und es ist doch nur sie selbst, die sich preist, die wahrhaft unerschöpfliche Natur.«[2]
Im Laufe der industriellen Revolution fing man an, sich wissenschaftlich mit den alten Heilpflanzen zu beschäftigen und sie in all ihren Bestandteilen zu untersuchen. Man fand heraus, warum und wie sie wirken konnten, und bestätigte im Namen der Wissenschaften, was seit alters bekannt war.
Nach dem Zweiten Weltkrieg begann der wirtschaftliche Aufschwung, und plötzlich war alles, was man kaufen konnte, angeblich besser als das, was die Natur zu bieten hatte. Naturheilkundliches Wissen trat immer mehr in den Hintergrund, und schließlich galten Drogen, die direkt aus der Natur kamen, eher als suspekt und wurden mit Scharlatanerie, Zauberei und Humbug in Verbindung gebracht. So erging es der Arnika wie so vielen anderen Heilpflanzen – sie geriet größtenteils in Vergessenheit.
In der heutigen Zeit löst man sich wieder aus der Abhängigkeit

von Ärzten und Pharmaindustrie und wendet sich mehr und mehr den Heilkräften der Natur und naturheilkundlich orientierten Ärzten oder Heilpraktikern zu – eine Entwicklung, die sicherlich zu begrüßen ist. Allerdings ist es naiv zu glauben, daß alles, was aus der Natur kommt, ungefährlich ist und unbedenklich zu sich genommen werden kann. Auch mit Kräutern ist nicht zu spaßen, und man sollte genau wissen, wie sie wirken und wie sie anzuwenden und zu dosieren sind.
Die Arnika wurde schließlich so ausgiebig gesammelt, daß sie in ihrem Bestand bedroht war und geschützt werden mußte. *Seit 1986 ist das Sammeln von Arnika strengstens verboten!*

Andere Namen der *Arnica montana*

Wohlverleih, Bergwohlverleih, echter Wohlverleih, Wolfsblume, Wolfbanner, Wolfsauge, Wolfsgelb, Wolfsgelega oder -gelegena, Wolferlei, Wulwesblaume, Hundstod, Magdalenenkraut, Engelkraut oder Engeltrank, Bilmeskraut, Gemswürze, Mutterwurz, Lungenwurz oder Lungenkraut, Donnerwurz, Ochsenwurz, Kathreinwurz, Berghopfen, Bergtabak, Rauchkraut, Mönchsblume, Blutblume, St.-Lucians-Kraut, Bluttriebblüten, Bergbetonienblüten, Allerleikraut oder Gelbstern.
Stichkraut sagte man in Ostpreußen, Wundkraut in der Steiermark, Düwelsblume und »Stoh up und goh hen« an der unteren Weser. Kraftwurz hieß sie in den österreichischen Alpenländern, Ochsenauge in Westfalen, Hannsblume im Böhmerwald, Johanniskraftblume oder Johannisblume in Gotha, Johannesworzel in Teblitz und Altvatermark in Südtirol. Tabaksblume sagten die Leute im Riesengebirge und an der Mosel, Sonnenblume in Waldstätten, Schnupftabaksblume oder Feuerblume in der Eifel, Khannasblume im Egerland, Fallkraut unter anderem in der Schwäbischen Alb und Ölkong-Bierkönig in Norwegen.

Die Arnika und ihre vielen Namen

Um die Arnika in ihrem gesamten Wesen kennenzulernen, bietet es sich an, sie unter dem Gesichtspunkt ihrer vielen verschiedenen Namen zu betrachten. Man könnte auch sagen: »Dem Volk (und die Arnika ist ja eine volksheilkundliche Pflanze) aufs Maul geschaut!«

Zwei ihrer Namen ähneln sich klanglich: Wolferlei und Wohlverleih. Der Name Wohlverleih oder auch echter Wohlverleih, Bergwohlverleih, möchte uns sagen, wieviel Gutes sie uns bringt. Der Name Wolferlei hingegen ist abgeleitet von dem althochdeutschen »Wofeszeisl«, was Wolfsschwanz bedeutet. Auch andere Wolfsnamen wie Wolfsauge, Wolfsgelb, Wolfbanner oder Wolfsgelegena (was Wolfsleiche oder Wolfstod bedeutet) sind ihr zugesprochen worden – denn im Volksglauben steht die Arnika mit dem Wolf in Verbindung. Mag sein, weil sie mit ihrem wilden, immer etwas zerrupften Aussehen an einen Wolf erinnert, mag sein, weil sie dessen eigenwillige und gefährliche (giftige) Kraft in sich trägt oder weil sie so schwer zu »zähmen« ist wie der Wolf (denn die *Arnica montana* im Garten zu züchten gelingt selbst erfahrenen Gärtnern nur äußerst selten) ...

Der Volksmund erzählt sich viele Geschichten über die Arnika. Eine davon ist die vom gefährlichen Kornwolf, der in den Feldern umherstreift, wenn das Korn schon hoch steht. Im alten Naturglauben war die göttliche Wölfin, die manchmal auch die Kornmutter genannt wurde, ein Sinnbild für Tod und Wiedergeburt, also für Werden und Vergehen: eine Vegetationsgöttin, wie man heute sagen würde. Sie und ihre Kinder, die Kornwölfe, konnten das Korn vernichten oder ihm die Kraft verleihen, die zu einer guten Ernte führte. Aber dazu mußte der Wolf im Kornfeld bleiben, und wehe, wenn einer zu ihm ins Feld geriet oder er selbst es gar verließ – dann war niemand mehr sicher vor ihm, und die Ernte verdarb.

Doch die Arnika, an die vier Ecken des Feldes gesetzt, konnte den Wolf daran hindern, das Feld zu verlassen, bevor das Korn geschnitten war. Die letzte Garbe blieb dann für den Kornwolf

oder Roggenwolf stehen, oder die Schnitter banden sie für ihn und trugen sie in den Wald, nachdem sie die Arnikapflanzen an den Ecken der Felder entfernt oder verbrannt hatten, so daß der Kornwolf entschwinden konnte.
Ein anderer Grund, warum die Arnika mit dem Wolf in Verbindung gebracht wird, mag das leuchtende Gelb ihrer Blüten sein. Das griechische Wort für Wolf, *lykos*, bezog sich auf das Leuchten seiner gelben Augen in der Dunkelheit. Alte germanische Mythen berichten, daß zum Ende der Welt ein Wolf die Sonne und ein anderer den Mond verschlingen wird, so, wie sie das immer schon bei Mond- oder Sonnenfinsternissen taten, oder daß ein Wolf am Abend die Sonne verschlingt, um sie als Licht zum Jagen bei sich zu haben.
Betrachtet man die Arnika mit ihrem satten, leuchtenden Gelb, das dem Gelb des leuchtenden Wolfsauges ähnelt, kann man nachvollziehen, warum die Alten, deren Leben noch von Mythen und Märchen geprägt war, solche Querverbindungen herstellten. Und man versteht auch, warum die Arnika in manchen Gegenden Gelbstern genannt wurde.
Weitere Name der Arnika sind Johanniskraftblume, Johannisblume, Hannsblume und andere. Hierzu muß man wissen, daß die Arnika in Mittel- und Süddeutschland eine wichtige Rolle im Kult der Sommersonnwende spielte, und es hieß, sie hätte die größte Heilkraft, wenn sie am Johannistag (23. Juni) gesammelt würde. Vielerorts war sie auch ein Bestandteil der »Johanniskräuter«, die mit ihrer Zauberkraft in den Schutz- und Heilsriten eine große Bedeutung hatten und zur Bekämpfung von bösem Zauber, Gewitter, Krankheit und Dämonen eingesetzt wurden. Dazu sammelte man sie am Vorabend des Johannistages, band sie zu Sträußen und hing sie unters Dach oder steckte sie hinter das Kruzifix.
Häufig wurden zu diesem Zweck neben der Arnika auch Minze, Eisenkraut und Kamille, immer aber Beifuß verwendet. Die Kräuter wurden zusammen in Kränze geflochten oder zu Sträußen gebunden, die dann in der Johannisnacht an die Haustür oder in den Stall gehängt wurden, um das Jahr über Mensch und Vieh vor unheilvollen Einflüssen zu beschützen. Anderenorts hing

man sie auch in den Kamin, oder es wurde mit ihr bei anziehendem Gewitter ausgeräuchert, wobei man folgenden Zauberspruch aufsagen mußte: »Steck Arnika an, steck Arnika an, daß sich das Wetter scheiden kann.«

Heute finden wir den alten Brauch, Türkränze zum Schutz gegen Feuer, Unwetter und andere unheilvolle Einflüsse aufzuhängen, in abgeänderter Form wieder: Buntgeschmückte Kränze zieren die Landhaustüren.

An Namen wie Donnerwurz, Donnerblume oder Feuerblume ist ebenfalls zu erkennen, daß man an den Schutz der Arnika vor Hagelschlag, Blitz und Feuersbrunst glaubte.

Ein weiterer Brauch war, Arnika am Johannistag jeweils an die vier Ecken der Felder zu stecken (mancherorts wurde sie auch angezündet und verräuchert), um die Ernte vor einem Naturdämon, dem Bilwis oder auch Bilmesschnitter, zu schützen. Der Bilwis brachte Krankheit und Verderben und hatte die Eigenart, mit Sicheln an den Füßen nachts schmale Bahnen in das Kornfeld zu schneiden oder die Bauern sonstwie um einen Teil ihrer Ernte zu bringen. Und weil die Arnika dies verhindern konnte, hieß sie im Volksmund auch Bilmeskraut.

Namen wie Fallkraut, Stichkraut, Wundkraut oder Kraftwurz beziehen sich wiederum mehr auf die Heilkraft der Arnika. Fällt man und stößt sich, wird von Wespen gestochen oder hat mit schlechtheilenden Wunden zu tun, hilft ganz bestimmt die Arnika, denn gerade hierin liegt ja ihre Kraft.

Daß die *Arnica montana* auch Bergtabak oder Rauchkraut hieß – oder im Spanischen »Tabaco de montana« –, ist darauf zurückzuführen, daß sie nicht nur zum Heilen und Zaubern, sondern auch zum Würzen von Tabak oder mit anderen Kräutern vermischt als Kräutertabak zum Rauchen diente.

Schnupftabakblume hieß sie (vor allem in der Eifel und in Nordfrankreich), weil sie getrocknet und zerrieben stark auf die Nasenschleimhäute einwirkt und zum Niesen reizt. Und so wurde und wird die pulverisierte Blüte denn auch zur Herstellung von Schnupftabak verwendet.

Daß die Arnika in Südtirol Altvatermark genannt wurde, hat sie

wohl der Tatsache zu verdanken, daß sie in früheren Zeiten häufig bei den verschiedenen Leiden alternder Männer eingesetzt wurde. Hierzu schreibt Berthold Withalm in seinem Werk *Naturgemäßes Volksheilbuch*: »Die Arnika ist ein besonders wirksames Heilmittel für jene Männer, die schon ein bißchen in die Jahre kommen, immer einmal gern ein Gläschen mehr getrunken haben und bei aller gesunder Konstitution nun unter Aderverkalkung, Rheumatismus, Schweratmigkeit und schlechter Blutzirkulation leiden. Eines Tages ist ein leichter Schlaganfall da, und damit hat der Gast aus dem Jenseits schon etwas energischer angeklopft (...) Wenn solche Männer beginnen, an Schwindel zu leiden, an Blutstauungen, Drücken auf der Brust und Arbeitsunlust, wenn die gewohnte Zigarette oder Zigarre nicht mehr recht schmecken will und gar wenn dann der Arzt Blutdruckerhöhung festgestellt hat und vielleicht beim Abhorchen des Herzens und der Aorta ein bedenkliches Gesicht macht, dann ist es für die Arnika höchste Zeit. (...) Ja, da mußt du schon einiges aufgeben: die vielen Zigaretten, das übermäßige Fleischessen, Salz, scharfes Gewürz und die vielen Viertel Wein! Du wirst in allem ein bißchen bescheiden sein müssen, dann geht es sicher noch eine schöne Weile. Und dazu nimmst du täglich dreimal 15 Tropfen Arnikatinktur, und in gar nicht langer Zeit wird dir wieder wohl zumute sein. Die Arnikatinktur nimmst du drei Wochen, setzt dann drei Wochen aus, und dies setzt du durch mehrere Monate fort.«[3]
In heutigen Zeiten beziehen sich diese Leiden – und damit auch ihre Therapie – natürlich nicht mehr vornehmlich auf Männer. Durch die (teilweise) Gleichstellung der Frau mit dem Mann hat sie sich auch das Recht erworben, denselben Raubbau mit ihrem Körper zu betreiben. Rauchen, Trinken, ungesundes Essen in zu großen Mengen – all das ist nun nicht mehr nur dem »Herrn des Hauses« erlaubt. Entsprechend treten Krankheiten wie Herzinfarkt inzwischen auch bei Frauen vermehrt auf.
Bliebe am Schluß noch der Name Berghopfen zu erwähnen, oder *Ölkong-Bierkönig*, wie die Arnika unter anderem in Norwegen heißt. Daraus wird geschlossen, daß sie einst sogar zum Würzen von Met und Bier gedient hat.

Darf's noch ein bißchen Aberglaube sein?

Immer wenn Pflanzen eine so durchschlagende Heilkraft haben wie die Arnika, macht auch der Aberglaube nicht halt davor. »Die Arnika ist für alles gut!« – das hört man die Leute heute noch sagen, aber selbstverständlich stimmt das nicht. Auch die Heilkraft der Arnika kennt ihre Grenzen.

Daß die sogenannten magischen Kräfte, die ihr – wie auch vielen anderen Kräutern – im Mittelalter zugeschrieben wurden, auf heutzutage nachweisbare Inhaltsstoffe zurückzuführen sind, wußte man damals natürlich nicht. Man sah, wie sie wirkte, und schrieb das Gott oder dem Teufel zu.

Was den Aberglauben und die »Zauberkraft« der Arnika betrifft, wußte eine Bäuerin aus dem Oberbayerischen folgendes zu berichten:

»Meine Mutter war in unserer Gegend eine bekannte Heilerin, und wenn die Leute mit ihren Leiden gar nicht mehr zurechtkamen, suchten sie sie auf. Die wußte dann ein passendes Kraut, und in hartnäckigen Fällen wurden die Leute von ihr zusätzlich noch gesundgebetet. Das ging so: Meine Mutter und der Kranke mußten erst um Gottes Segen bitten. Danach wurde das entsprechende ›G'setzerl‹ dreimal hintereinander heruntergebetet, wobei der Abschluß immer hieß: ›... im Namen des Herrn‹, und dazu wurden drei Kreuzzeichen geschlagen.

An eines dieser Gebete kann ich mich ganz genau erinnern, weil mein jüngerer Bruder oft gefallen ist, und dann wollte und wollte das Blut nicht mehr aufhören zu fließen. Die Mutter hat dann ein Säckchen mit am Johannistag geernteter und getrockneter Arnika auf seine Stirn gelegt und gebetet: ›O glückselige Wunde, glückselige Stunde, glückselig ist der Tag, da Jesus Christus geboren ward.‹ Dann hat sie dreimal drübergeblasen und drei Kreuzzeichen geschlagen und dazu gesprochen: ›Im Namen des Vaters und des Sohnes und des Heiligen Geistes‹, und meistens hat dann das Bluten auch nachgelassen.«

Die Arnika im Tierkreiszeichen

Im Mittelalter war es üblich, Heilkräuter mit der Astrologie in Beziehung zu bringen. Die Arnika wurde der Sonne und dem Jupiter, in anderen Fällen aber auch dem Widder zugeordnet. Man könnte also sagen, daß sie eine Pflanze der Feuerzeichen ist.

In Johanna Paunggers und Thomas Poppes Buch »Vom richtigen Zeitpunkt – Die Anwendung des Mondkalenders im täglichen Leben« heißt es dann auch, daß an Widdertagen gesammelte Kräuter sich besonders bei Kopfschmerzen und Augenleiden bewähren. An Löwetagen gesammelte Kräuter sollen bei Herz- und Kreislaufbeschwerden besonders wirksam sein, und an Schützetagen sammelt man bevorzugt Kräuter gegen Venenleiden. – Und für all diese Leiden ist tatsächlich auch die Arnika zuständig!

Hätten Sie's gewußt?

Der Blütenkopf der Arnika besteht aus 50 bis 90 winzigen röhrenförmigen Einzelblüten! Diese Einzelblüten, die sich in ihrem Blütenkorb dicht zusammendrängen (deshalb der Name Korbblütler), werden, um weithin sichtbar zu sein und damit Insekten aller Art anzulocken, von gut 20 langen, schmalen strahlenförmigen Blütenblättern eingerahmt.

Die Arnika ist zweigeschlechtlich und »im Notfall« ein Selbstbestäuber! Wenn äußere Umstände, wie zum Beispiel ungünstiges Wetter, dazu führen, daß nur wenige Insekten unterwegs sind, ist die Arnika dazu in der Lage, sich selbst zu bestäuben. Dann rollen die winzigen röhrenförmigen Blüten klebrige Narbenäste zurück und tasten damit die benachbarten Blüten nach Blütenstaub ab. Werden sie dort nicht fündig, können sie sich sogar so weit krümmen, daß sie ihren eigenen Blütenstaub erreichen, um sich selbst zu bestäuben.‹

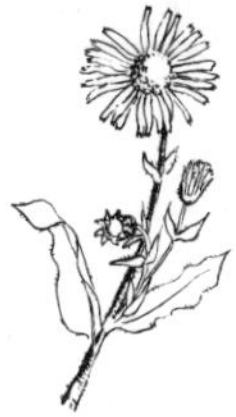

Anbauen, Sammeln und Aufbewahren

Arnika selbst anbauen oder kaufen?

Da die Arnika geschützt ist und weder ausgegraben noch gesammelt oder gepflückt werden darf, muß sie entweder als Droge (das Wort »Droge« leitet sich wahrscheinlich von »trocknen« ab und meint somit alle getrockneten Kräuter) oder als Fertigprodukt gekauft oder selbst angebaut werden.
Gegen das Herstellen eigener Produkte spricht einiges; der Vorteil des Eigenanbaus besteht vor allem darin, daß man eine Pflanze im intensiven Umgang mit ihr besser kennen- und erfassen lernt.

Was gegen eigene Erzeugnisse spricht
Wie die genaue Zusammensetzung der Wirkstoffe einer Arnikablüte geartet ist, hängt von verschiedensten äußeren Umständen ab. Bodenbeschaffenheit, Intensität der Sonnenbestrahlung, Alter der Pflanze, Art der Ernte, Trocknung und Lagerung – all das spielt eine große Rolle. Hinzu kommt, daß die wirksamen Bestandteile (übrigens nicht nur die der Arnika, sondern der meisten Heilkräuter) sich durch langes Lagern verändern und an Kraft verlieren. Deshalb sollten Drogen nie länger als ein Jahr aufbewahrt werden.

Arnikaprodukte aus der Pharmaindustrie sind genau standardisiert, das heißt, durch ständige Kontrollen sowohl der Ernteerzeugnisse als auch der Fertigprodukte wird eine gleichbleibende Qualität garantiert, und sie sind mit einem Verfallsdatum gekennzeichnet. Sie tragen also zuverlässig immer dieselbe Menge der Wirkstoffe in sich und können somit genauer dosiert werden, als das mit eigenen Produkten möglich ist.

Arnika als Importprodukt

In den Arnikaprodukten, die es in unseren Apotheken zu kaufen gibt, ist unsere heimische *Arnica montana* nur zu sehr geringen Teilen verarbeitet. Meist wird ihre amerikanische Schwester, *Arnica chamissonis L.*, auch amerikanische Wiesenarnika genannt, verwendet.
Arnica chamissonis wächst in Nord- und Mittelamerika. Sie ähnelt unserer *Arnica montana*, hat allerdings mehrere Blüten auf Seitentrieben, und das einzelne Blütenkörbchen ist kleiner als das ihrer Schwester. Von ihren Inhaltsstoffen her wird sie jedoch als gleichwertig angesehen. Ihr großer Vorteil: Sie ist leicht anzubauen, was man von der bei uns heimischen *Arnica montana* nicht behaupten kann. So stammt die *Arnica chamissonis*, die bei uns verarbeitet wird, zum Großteil aus kultivierten Beständen.
Aber auch Tschechien, Slowakei, Kroatien, Anatolien und Rußland führen eine nicht unbedeutende Menge an Arnika aus, wobei die »russische Arnika« meist aus der Ukraine, Weißrußland, Polen oder Litauen stammt.

Die Arnika – ein Bodenräuber

Durch ihre bodenständigen Blätter verdrängt die Arnika wertvolle Futterpflanzen, und aus diesem Grunde ist sie vom Standpunkt eines Landwirtes aus gesehen ein Bodenräuber und wird wenig geschätzt. Als Futterpflanze ist sie selbst wertlos, da praktisch nur die nährstoffarmen, harten Stengel ins Heu gelangen. Diese können bei Kühen – wenn sie in zu großen Mengen gefressen werden, Harnblutungen hervorrufen. Frisch wird die Arnika nur von Schafen, Ziegen und Gemsen gern gefressen.

Arnica montana im Garten

Die *Arnica montana* ist eine Staudenpflanze, die am liebsten im Gebirge wächst. Sie ist nur sehr schwer aus Samen selbst zu ziehen, so daß es besser ist, man bestellt sie sich als Staude bei einem Garten- und Kräuterversand (siehe Adressen im Anhang). Für den Anbau einer Arnikapflanze ist es wichtig, die richtigen Wachstumsvoraussetzungen im Boden zu schaffen, denn sie liebt kalkarmen, sauren Grund, also genau das Gegenteil von dem, was die meisten Gartenpflanzen bevorzugen. Deshalb den Boden, auf dem Arnika wächst, keinesfalls düngen! Überhaupt gilt bei Heilkräutern die Regel, möglichst nur von ungedüngtem Boden zu ernten.
Wenn Sie sich Ihre *Arnica montana* selbst ziehen wollen, sollten Sie sich ein Torfbeet anlegen, in das Sie neben der Arnika natürlich auch andere Pflanzen setzen können, die ähnliche Bodenverhältnisse bevorzugen. Torferde für ein Torfbeet ist im Handel erhältlich. Die Aussaat erfolgt im April bis Juli. Keimdauer 8 bis 14 Tage, Blüte meist erst im dritten Jahr. Die Pflänzchen werden, sobald sie groß genug sind, pikiert und bleiben den Winter über im Freien. Eventuell mit Reisig schützen.
Wir selbst hatten jahrelang Arnika im Kräutergarten und erfreuten uns immer wieder an ihren leuchtendgelben Blüten. Wir

hegten und pflegten sie aus purer Liebhaberei, ohne sie – abgesehen von anfänglichen Versuchen – zu verwerten. Im Frühjahr begrüßten und streichelten wir sie, den Sommer über wurde sie mit Wasser versorgt, im Herbst gruben wir zuweilen Teile ihrer Wurzeln aus und verschenkten sie. Aber eines Tages war sie plötzlich verschwunden. Was mit ihr passiert ist, wissen wir nicht. Vielleicht war unsere gemeinsame Zeit einfach abgelaufen. Wir beließen es dabei – der Platz, an dem sie stand, ist noch immer leer.

Arnica chamissonis – die einfachere Alternative für den Garten

Wenngleich die amerikanische Schwester der *Arnica montana*, die *Arnica chamissonis*, sauren Moorboden bevorzugt, gedeiht sie doch auch auf normalem Gartenboden. Deshalb läßt sich diese Sorte viel leichter kultivieren und wird sowohl in Privatgärten als auch zum kommerziellen Anbau unserer heimischen Arnika vorgezogen.
Samen und Pflanzen der *Arnica chamissonis* sind im Handel erhältlich (siehe auch Adressen im Anhang).

Arnika in Pflanzkübeln

Die *Arnica chamissonis* läßt sich sogar in Pflanzkübeln ziehen, aber wichtig ist, auch hier die richtigen Bodenverhältnisse zu schaffen! Füllen Sie das Pflanzgefäß zuerst zu einem Viertel mit Sand auf, denn die Arnika verträgt keine Stauungsnässe. Dann geben Sie Torferde darüber. In auf solche Weise vorbereitete Kübel oder Balkonkästen können Sie dann Ihre Arnikapflänzchen setzen. Gießen: regelmäßig, aber mäßig!

Vorsicht, Arnikafliege!

Die Arnikafliege, mit lateinischem Namen *Phytomyza arnicae*, benutzt die Arnika als Wirt für ihren Nachwuchs. Die Eier nisten im Blütenboden und entwickeln sich in dieser geschützten Umgebung praktisch gefahrlos zu Larven, die dann als winzige schwarze Punkte zu erkennen sind. Diese Larven haben einen großen Nachteil für den Menschen: Sie verstärken die hautreizende und somit allergiefördernde Wirkung der Arnika! Arnikadrogen, die mit den Larven der Arnikafliege versetzt sind, dürfen deshalb nie in Ihre Arnikaprodukte gelangen. Sollten Sie selbst Arnika ernten und weiterverarbeiten, müssen Sie die Blütenblätter unbedingt sehr sauber verlesen.
Übrigens: Noch eine andere Fliege benutzt die Arnika als Aufzuchtstätte für ihren Nachwuchs. Es ist eine Bohrfliege der Gattung *Trypeta*.

Oberstes Prinzip beim Sammeln von Kräutern

Oberstes Prinzip beim Sammeln von Heilkräutern ist *Vorsicht*. Man sollte grundsätzlich nur Kräuter pflücken, die man ganz sicher kennt. Auch bei gekauftem Kräutersamen ist nicht immer gewährleistet, daß drin ist, was draufsteht, deshalb gilt der weise Spruch: Vertrauen ist gut, Kontrolle ist besser! Damit Sie die Arnika, die Sie geschenkt bekommen oder gekauft haben, sicher bestimmen können, lesen Sie noch einmal die ausführliche botanische Beschreibung auf Seite 15 ff.
Ob in der Natur oder im eigenen Garten – man sollte von Kräutern nie mehr sammeln, als man für ein Jahr tatsächlich zu brauchen glaubt. Achten Sie darauf, daß immer einige Pflanzen stehenbleiben – so ist für den Fortbestand gesorgt –, und pflücken Sie nur die Teile, die Sie auch verwerten. Für geschützte Kräuter – also auch für die Arnika – gilt in freier Natur: Hände weg!

Gerade als Freunde der Heilkräuter sollten wir Achtung vor der Natur haben und dafür sorgen, daß kein weiterer Raubbau betrieben wird.
Es sollten niemals mehrere unterschiedliche Kräuterarten in einem Behälter gesammelt werden.
Auch äußere Bedingungen wie Wetter, Jahres- oder Tageszeit sind wichtig. Blüten bei nassem oder kaltem Wetter zu sammeln ist sinnlos, weil sich die Kraft der Pflanze dann nicht entfalten konnte und das Trocknen nicht gelingt. Ebenso sinnlos ist es, Wurzeln im Sommer auszugraben, wenn das Kraut gerade in voller Blüte steht, denn dann sind sie kraftlos.

Die Ernte der Arnika

Blüten und Kraut werden geerntet, sobald die Arnika in voller Blüte steht (Juli/August). Grundsätzlich sollten Blüten und Blätter von Heilpflanzen nur bei trockenem Wetter und bei zunehmendem oder Vollmond gepflückt werden, und zwar am besten um die Mittagszeit, denn dann sind die Blüten voll geöffnet, und die Heilstoffe sind in die Blüten gewandert. Aber warten Sie nicht zu lange, denn nachmittags bereiten sich Blume und Kraut langsam wieder auf die Nacht vor, und ihr Saft »zieht sich zurück«. Bereits verblühte Pflanzen haben ihre Kraft verloren und eignen sich darum nicht mehr als Heilkraut. Sollte es um die Erntezeit bei zunehmendem oder Vollmond regnen, kann alternativ auch bei aufsteigendem Mond geerntet werden. Wetter und Mondphase sind übrigens neben den oben erwähnten Gründen auch wichtig, um die Trocknung der Blüten zu gewährleisten.
In alten Kräuterbücher kann man manchmal lesen, daß die Blüte der Arnika für den inneren, das ganze Kraut hingegen für den äußeren Gebrauch gesammelt wird. Im deutschen Arzneibuch sind aber nur die ausgezupften Röhrenblüten zugelassen.

Der **Stand des Mondes** ist beim Ernten von Pflanzen deshalb von Belang, weil ihre lebenserhaltenden Säfte bei zunehmendem Mond aufwärtssteigen, während sie bei abnehmendem Mond in der Wurzel verbleiben. Also weder Humbug noch Zauberei – sondern ganz einfach der Wechsel der Dinge.

Die *Wurzeln* der kultivierten Arnika werden im März und April gesammelt, wenn das volle Wachstum noch nicht eingetreten ist. Wurzeln sollten immer bei Vollmond oder abnehmendem Mond ausgegraben werden (bei Vollmond stehen sie ganz in ihrer Kraft) und am besten in der Dämmerung oder gar nachts, denn Wurzeln, die zur Heilung bestimmt sind, sollten keinesfalls dem Sonnenlicht ausgesetzt werden. Es ist aber gar nicht nötig, die Wurzeln der Arnika zu verwenden, da in den Blüten alles vorhanden ist, womit uns die Arnika dienen kann.

Trocknen und Aufbewahren der Arnika

Die richtige Verwendung der Heilkräuter beginnt spätestens beim Trocknen. Stellen Sie sich vor, Sie haben sich die Mühe gemacht, die Arnika zu säen, zu ziehen, schließlich sie zum rechten Zeitpunkt zu sammeln, und dann verdirbt Ihnen die ganze Ernte, weil Sie Fehler beim Trocknen machen …
Achten Sie darauf, daß Sie zum Trocknen einen schattigen Platz mit niedriger Luftfeuchtigkeit haben, der gut durchlüftet ist. Es darf aber auch nicht ziehen! Die Blüten sollten dünn ausgebreitet und am besten auf einer luftdurchlässigen Unterlage liegen, auf keinen Fall auf Metall, Folien oder Plastiktischtüchern! Zeitungspapier hat den Vorteil, Feuchtigkeit aufzunehmen. Wenn man Arnika auf Zeitungspapier trocknet, sollte man dieses öfter wechseln. Gute Erfahrungen haben wir mit einem tüllbespannten Holzrahmen gemacht, den man aufhängen oder auf zwei Stuhlkanten legen kann.

Durch die Trocknung, das heißt den Wasserentzug, verlieren die Pflanzen 80 bis 90 Prozent ihres Gewichts. Bei guten Witterungsbedingungen reicht meist der natürliche Trocknungsvorgang aus. In manchen Fällen muß aber durch Wärmetrocknung (zum Beispiel im Umluftherd) nachgetrocknet werden, damit die Droge nicht zu schimmeln anfängt. Kräuter mit ätherischen Ölen (dazu gehört auch die Arnika) sollten aber keinesfalls über 40 Grad erhitzt werden, da sich diese Stoffe, die einen wichtigen Beitrag zur Heilung leisten, sonst verflüchtigen. Andererseits findet man in der Literatur den Hinweis, daß es sich empfiehlt, die Blüten der Arnika, die zur Aufbewahrung gedacht sind, einer raschen Hitze auszusetzen, weil dadurch die Larven der Arnikafliege vernichtet werden. Wir halten sorgfältiges Verlesen jedoch für angebrachter.
Wurzeln sollten zum Trocknen der Länge nach aufgespaltet, größere sogar viergeteilt werden. Die Zerkleinerung von Kraut und Blüte darf jedoch erst nach ihrer Trocknung durchgeführt werden, denn sonst würden sie zuviel von ihrer Heilkraft verlieren und die ätherischen Öle würden sich zum Großteil verflüchtigen.

Geeignete Behälter zum Sammeln

Manche Heilkräuter sind äußerst lichtempfindlich. Ihre hochkomplizierten Inhaltsstoffe können oxydieren. Solche chemischen Reaktionen werden durch Licht- und Sauerstoffeinwirkung beschleunigt. Deshalb sollten sowohl Tees als auch Tinkturen und Öle, die mit Heilkräutern versetzt sind, immer in gut verschließbaren Gefäßen aufbewahrt und vor Licht und Sonneneinstrahlung geschützt werden.
Am besten eignen sich Gläser und Flaschen aus braunem Glas, die mit Schraubverschlüssen aus Kunststoff oder mit Korken fest zu verschließen sind.
Tip: Pulverisierte Fleisch- oder Gemüsebrühe sowie mancher Brotaufstrich aus dem Reformhaus wird oft in geeigneten Schraubgläsern verkauft.

Flaschen von 0,25 oder 0,35 Liter Fassungsvermögen, die sich für Ihre Zwecke eignen, gibt es in Form von Gemüse- oder Fruchtsäften zu kaufen. Diese Flaschen eignen sich vor allem für Arnikageist oder Arnikaöl bzw. Massageöl.
Kleine Fläschchen für Tinkturen fallen zum Beispiel von Hustentropfen ab. Wenn Medikamente in den Fläschchen waren, müssen diese sterilisiert werden (mindestens 20 Minuten auskochen). Man kann solche Fläschchen mit Pipette allerdings auch in der Apotheke kaufen.
Aber nicht vergessen: Wenn Ihre gesammelten Flaschen keinen Plastikverschluß haben, brauchen Sie unbedingt einen geeigneten Korken, der dicht verschließt! Sollten normale Weinflaschenkorken passen, müssen Sie darauf achten, daß der Korken kein Loch hat. Schrauben Sie deshalb beim Öffnen Ihrer Weinflaschen den Korkenzieher nur zu drei Viertel ein. Oder noch einfacher: Kaufen Sie konisch zulaufende Korken – die passen in fast jede Flaschenöffnung.

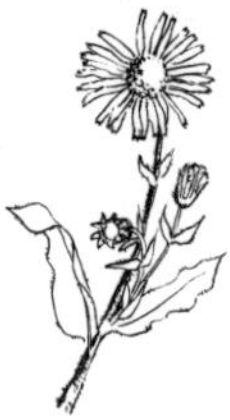

Die pflanzlichen Wirkstoffe der Arnika

• Flavonglykoside

Der Wortbestandteil »Flavon« leitet sich von lateinisch *flavus* = gelb ab und bezeichnet die in Pflanzen vorkommenden Farbstoffe. Flavonoide sind sekundäre Inhaltsstoffe, die in allen höheren Pflanzen enthalten sind, besonders in Blüten und Blättern. Flavonglykoside sind Flavonoide, die an ein Zuckermolekül gebunden sind.

Flavone haben nachweislich eine blutstillende Wirkung, sie wirken auf Herz und Nieren ein und beeinflussen den Kalkstoffwechsel des Organismus.

Die Flavonoide sind im großen und ganzen wasserlöslich und sehr hitzebeständig. So können ihre Wirkstoffe beim Aufbrühen mit heißem Wasser unzerstört freigesetzt werden. Sie bewirken die Gelbfärbung der Blüte und schützen sie vor UV-Strahlung.

• Ätherische Öle

Es sind in der Hauptsache Dolden-, Lippen-, und Korbblütler (zu denen auch die Arnika zählt), die ätherische Öle beinhalten. Ätherische Öle sind stark duftende Stoffe von komplizierter Zusammensetzung, die sich in Öldrüsen, Ölschuppen oder Drüsenhaaren der Pflanze bilden. Sie verflüchtigen sich zwar leicht,

lassen sich aber kaum in Wasser lösen. Dies ist ein Grund, weshalb Tinkturen so gut wie immer mit Alkohol hergestellt werden. Die Art ihrer Zusammensetzung macht den artentypischen Duft der Pflanze aus, die sich mit ihm schmückt, um Insekten zur Bestäubung anzulocken.
Aber nicht nur in den Blüten sind ätherische Öle zu finden, sondern auch in Knospen, Samen, Blättern, Hölzern, Knollen und den Wurzeln einer Pflanze.
Die Wirkungen der ätherischen Öle sind vielfältig und abhängig von ihrer chemischen Zusammensetzung. Sie können krampflösend, blähungsbefreiend, antibakteriell, heilungsunterstützend, entzündungshemmend oder appetitanregend sein.
Ätherische Öle werden in der Industrie als Zusatz zu Farben, Nahrungs-, Genuß-, Pflege- und Arzneimitteln verwendet. Sie wirken durchblutungsfördernd, desinfizierend, wassertreibend und sekretionsfördernd oder -hemmend.
Das ätherische Öl der Arnika ist auch ein Bestandteil der sogenannten *Flavourings* (Aromatisierungsmittel) der Tabake.

• Bitterstoffe

Bitterstoffe sind häufig bei den Korbblütlern (wie der Arnika) zu finden. Es sind pflanzliche Stoffwechselprodukte chemisch verschiedenartiger stickstoffreicher Substanzen. Sie regeln die Magen- und Darmfunktion und wirken krampflösend, können aber auch, wie das in der Arnika nachgewiesene Helenalin, Haut und Schleimhäute reizen. Man vermutet, daß gerade dieses Helenalin für die große Heilwirkung der Arnika verantwortlich ist.

• Gerbstoffe

Gerbstoffe sind wasserlösliche, stickstofffreie Produkte des Stoffwechsels, die in Baumrinden und Hölzern, Früchten und Blättern vorkommen. Gerbstoffe fällen Alkaloide und Eiweißstoffe aus und wirken deshalb entgiftend. Sie verhüten Fäulnis, wirken

gegen Hautausschläge und positiv bei Magen- und Darmschleimhautentzündungen.
Wichtig: Weil sich Gerbstoffe unter Einwirkung von Sauerstoff zersetzen, soll man gerbstoffhaltige Drogen immer in dichtschließenden Gefäßen aufbewahren.

Den **Arnikaflavonen** schreibt man neben den Bitterstoffen einen Großteil der Wirkung der Arnika zu. Sie sind es auch, die Kreislauf und Herztätigkeit beeinflussen, indem sie bei geringer Dosierung eine Verengung der Blutgefäße und damit eine Erhöhung des Blutdrucks, bei hoher Dosierung eine Gefäßerweiterung und damit eine Blutdrucksenkung herbeiführen.

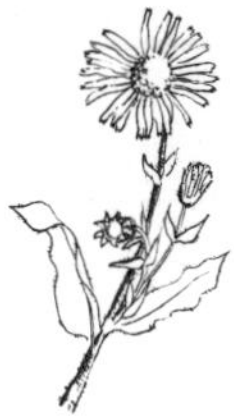

Was man über die Arnika unbedingt wissen sollte

Die Wirkungsweise der Arnika

In Laboruntersuchungen konnte die Kreislaufwirksamkeit der Arnika nachgewiesen sowie bestätigt werden, daß sie das arterielle und venöse Gefäßsystem stärkt. Sie erhöht die Herzleistung, fördert die Durchblutung des Herzmuskels und reguliert das nervöse Herz. Die sogenannten Arnikaflavone sind es, die Kreislauf und Herztätigkeit beeinflussen, indem sie bei geringer Dosierung eine Verengung der Blutgefäße und damit eine Erhöhung des Blutdrucks, bei hoher Dosierung aber eine Gefäßerweiterung und damit eine Blutdrucksenkung herbeiführen. Eine sehr hohe Dosis würde zu einer Verlangsamung des Pulses und im weiteren Verlauf sogar zu Herzkreislauflähmung führen.
In der Arnika wurden noch weitere Stoffe nachgewiesen, so zum Beispiel Procyanidine, Phenolcarbonsäuren oder Cumarine, die für die Hemmung der Blutgerinnung zuständig sind, Arnicin, das Hautreizungen verursacht, und unzählige andere.
Wenn es auch die Flavonglykoside und Bitterstoffe sind, denen man in der Hauptsache die Wirkung der Arnika zuschreibt, so bleibt doch zu betonen, daß letztlich das Zusammenspiel all ihrer Wirkstoffe die Heilkraft der Arnika ausmacht.

Bei stumpfen Verletzungen, die meist Blutergüsse zur Folge haben, wirkt Arnika besonders gut, da sie durch ihre Beschaffenheit geeignet ist, ins Gewebe ausgetretenes und geronnenes Blut zu resorbieren. Durch den Zusatz von Arnika kommt es außerdem zu einer örtlichen Reizwirkung durch die Glykoside, und so wird die Durchblutung im Wundgebiet gefördert.
Ferner wirken die Inhaltsstoffe der Arnika auf den Magen-und-Darm-Trakt sowie harn- und schweißtreibend.

Arnika, die giftige Heilerin

Wichtigster Grundsatz im Umgang mit Arnika: *Sie sollte nur sehr stark verdünnt oder in homöopathischen Dosen eingenommen werden, da sie äußerst giftig ist!*
1565 ereignete sich die folgende Geschichte. Der Schweizer Naturkundler Konrad Gesner, der als ungewöhnlich gelehrt und vor allem als hingebungsvoller Erforscher vieler Dinge galt und gerade 49 Jahre alt war, schrieb seinem Freund Adolphus Occo, daß er soeben zwei Drachmen (8,6 Gramm) Arnika auf leeren Magen genommen habe und es ihm danach sehr gut gehe. Aber eine Stunde, nachdem er dies geschrieben hatte, starb er; die Todesursache wurde nie ganz geklärt.
Auch von einigen anderen Todesfällen im Zusammenhang mit der *Einnahme* von Arnika wird in der Literatur berichtet. Die deutsche Expertenkommission (Kommission E), die ausschließlich die Aufgabe hat, sich mit der Wirkungsweise von Arzneipflanzen zu befassen und sie für den Gebrauch von Laien als bedenklich oder unbedenklich einzustufen, hat die Arnika zwar als positiv bewertet, rät aber von der innerlichen Anwendung ab, da die Einnahme zu risikoreich sei.
Wie immer bei giftigen Drogen gilt der Grundsatz: Die Dosierung macht es! Um bei Konrad Gesner zu bleiben – 8,6 Gramm der Arnika auf leeren Magen war eine tödliche Dosis! Eine Tasse Tee am Abend hingegen, wie sie Goethe in seinen letzten Jahren

regelmäßig zu sich nahm, kann Herz und Kreislauf in Schwung halten.

Deshalb gilt immer: Arnika nicht ohne Rücksprache mit dem Arzt oder Heilpraktiker *einnehmen*!

Vergiftungserscheinungen bei innerlicher Anwendung

Wie immer bei Heil- und Giftpflanzen bekommt man eine Ahnung davon, was sie Gutes bringen können, wenn man sich die jeweiligen Vergiftungserscheinungen ansieht.
Nimmt man Arnika in zu hoher Konzentration ein, ruft sie als erstes auf der Zunge und im Hals ein kratzendes Gefühl hervor, dem Völlegefühl im Magen, Übelkeit, schmerzhaftes Zusammenziehen des Magens und schließlich Erbrechen folgen.
Bei noch größeren Dosen kommt es zu heftigeren Vergiftungserscheinungen, vor allem zu starken Magenschmerzen, begleitet von Erbrechen, zu schmerzhafter, andauernder Stuhlentleerung mit gespanntem Leib, stark erhöhter Puls- und Atemfrequenz und Schwitzen. Es treten weiterhin Schmerzen in der Muskulatur des Rückens und der Schultern auf, eine Lähmung des Rückenmarks, ferner ein Schwindelgefühl, allgemeine geistige Verstimmung, unruhige Träume, verminderte Sehkraft und Schüttelfrost. Auch das Sexualsystem wird deutlich angeregt.

Erste Hilfe bei Vergiftung

Sofort den Arzt rufen! Inzwischen Magenentleerung durch Erbrechen herbeiführen, Darmentleerung durch starkes Abführmittel und/oder Einlauf.

Mögliche allergische Reaktionen bei äußerlicher Anwendung

Auch bei äußerlicher Anwendung kann die Arnika Probleme verursachen. Sowohl die Tinktur als auch der Tee können besonders bei hellhäutigen und rothaarigen Menschen Hautreizungen und Allergien hervorrufen.
Bei empfindlichen Menschen kann ein Umschlag Brennen oder Jucken, »Ameisenlaufen«, unter Umständen sogar eine Dermatitis mit Blasenbildung zur Folge haben.

Darum: Arnikatinktur nie unverdünnt auf die Haut geben und vor dem ersten Gebrauch einen Hauttest machen!

Um herauszufinden, ob Sie auf Arnika **allergisch** reagieren, machen Sie einen einfachen Test. Geben Sie auf einen Teelöffel Wasser 5 Tropfen Arnikatinktur. Reiben Sie einige Tropfen dieser Mischung auf die Innenseite Ihres Unterarmes. Wenn sich nach kurzer Zeit eine Rötung zeigt, sollten Sie auf andere Heilmittel umsteigen. Es bieten sich in diesem Fall Ringelblumensalbe für die Wundheilung und Beinwell für Stoß- und Schlagverletzungen an.

Im Handel erhältliche Arnikaprodukte

Da die *Arnica montana* bei uns geschützt ist, stammen Arnikapflanzen für Zubereitungen meist aus Osteuropa oder aus angebauten Beständen der *Arnica chamissonis*.
Arnikapräparate unterliegen der gesetzlichen Norm, und im deutschen Arzneibuch sind nur ausgezupfte und sorgfältig verlesene Röhrenblüten zugelassen.
Die Zahl der Arnika enthaltenden Kombinationspräparate ist so groß, daß es unmöglich wäre, hier alle aufzulisten. In der Roten Liste, dem Arzneimittelverzeichnis des Bundesverbandes der

Pharmazeutischen Industrie (BPI) und des Verbandes Forschender Arzneimittelhersteller (VFA), sind weit über 200 Produkte aufgeführt. Deshalb möchten wir an diese Stelle nur stichpunktartig aufführen, was im Handel erhältlich ist:

- Arnika, homöopathisch verschüttelt in Niedrig- und Hochpotenzen
- Arnika-Drogen (das heißt die getrockneten Teile der Arnika)
- Arnikatinktur
- Arnikatee
- Arnikatüchlein für Notfälle unterwegs
- Arnika-Schmerz-Fluid
- Arnika-Sportgel
- Arnika-Wundtuch
- Arnikasalben
- Arnika-Toilettenseife
- Haarwasser mit Arnikazusätzen
- Arnikacremes zur Körperpflege

sowie eine Unzahl von Medikamenten, denen Arnika beigefügt ist.
Häufig sind Arnikaauszüge in Venenmitteln oder in Antirheumatika zu finden; ebenso in Wundsalben, oftmals mit Kamille oder Ringelblume oder mit Heparin und durchblutungsfördernden Stoffen kombiniert.

Warnung: Von der Verwendung der Arnika nach dem »Gießkannenprinzip« (zuerst ein Arnikabad, dann ein wenig Arnikacreme, anschließend noch ein Tee usw.) muß abgeraten werden, da nach zu häufiger Gabe mit allergischen Reaktionen gerechnet werden muß.

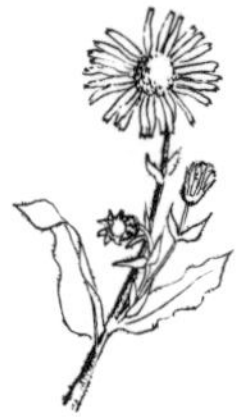

Rezepturen

Arnikatee

Beim Zubereiten eines Kräutertees gilt als Faustregel, daß der Tee fertig gezogen hat, wenn die Kräuter zu Boden gesunken sind, längstens aber nach 15 Minuten. Die Menge an Kräutern für eine Tasse Tee ist immer so viel, wie man von dem gut zerkleinerten Kraut locker zwischen drei Finger nehmen kann.
Wichtig: Kräuter, die ätherische Öle enthalten, sollten nicht aufgekocht werden, da sich die ätherischen Öle sonst verflüchtigen. Deshalb auch Arnikatee nur heiß überbrühen und keinesfalls kochen!

Zubereitung
Für den Tee nehmen Sie 1 Teelöffel von den getrockneten Blüten und übergießen diese mit einer Tasse siedend heißen Wassers. Den Tee mindestens zehn Minuten ziehen lassen, dann abseihen und trinken.
Tip: Arnikatee sollte immer behutsam schlürfend und in kleinen Schlucken zu sich genommen werden, da dies die Wirkung (besonders die herzberuhigende) vertieft.

Warnung: Die Tagesration darf nie mehr als eine Tasse betragen! Vor Einnahme der Arnika in ihrer reinen Form immer den Arzt oder Heilpraktiker befragen!

Übrigens: Auch auf Arnikatee reagieren *manche* Menschen allergisch!

Zubereitung eines Aufgusses

Ein Aufguß ist im Grunde nichts anderes als ein starker Tee für die äußerliche Anwendung. Auf eine Tasse Tee kommt ein Teelöffel der Droge, beim Aufguß nimmt man zwei Teelöffel auf eine Tasse Wasser. Zwei Kaffee- oder Teetassen Wasser entsprechen etwa einem Viertelliter. Benötigt man einen halben Liter Aufguß, bereitet man demnach vier Tassen starken Tee zu und läßt diesen 10 bis 15 Minuten ziehen.

Arnikatinktur

Tinkturen sind dünnflüssige Auszüge, meist mit 75prozentigem Weingeist (zum Beispiel Obstler) hergestellt. Der Entdecker der Pflanzentinkturen und der Extrakte war übrigens Paracelsus von Hohenheim (1493–1541).

Für die Herstellung einer Tinktur benötigen Sie:

1 Teil frische, sorgfältig verlesene Arnikablüten
5 Teile 75prozentiger Weingeist

Man nimmt nur die Röhren des Blütenkopfes, nicht die Körbchen selbst. Wichtig ist, darauf zu achten, daß keine schwarzen Pünktchen auf den Blüten sind, denn das sind meist die Larven der Arnikafliege, die die hautreizende Wirkung der Arnika verstärken. Zupfen Sie die Blüten aus den Körbchen und entfernen Sie sorgfältig alle schwarzen Pünktchen. Dann füllen Sie die Blütenröhren in ein dunkles Schraubglas und übergießen sie mit dem Alkohol. Das Glas gut verschließen und die Blüten circa zwei Wochen ziehen lassen. Ab und zu schütteln. Nach zwei Wochen seihen Sie den Ansatz durch ein Tuch ab und pressen den Rückstand gut aus. Das Ganze bleibt im verschraubbaren Glas einige Tage zur

Klärung stehen, danach wird die Tinktur filtriert und in eine dunkle Flasche gefüllt.
Wichtig: Arnikatinktur muß vor äußeren Anwendungen immer verdünnt werden, da sie sonst Hautreizungen verursacht! Grad der Verdünnung: je nach Anwendung und Beschwerden 3–10fach, mit Wasser.

Tip: Man sollte immer daran denken, daß die Wirkung der Heilkräuter und der Erzeugnisse, die aus ihnen hergestellt wurden, im Laufe der Zeit nachläßt. Bereiten Sie deshalb immer nur solche Mengen zu, die Sie voraussichtlich auch im Laufe eines Jahres verbrauchen werden.

In Wein angesetzte Tinkturen

Früher wurden Tinkturen nicht nur in hochprozentigem Alkohol, sondern oft auch in Wein angesetzt. Man nahm dazu guten, möglichst höherprozentigen Weißwein. Gerade die Arnika gehörte wegen ihres hohen Anteils an ätherischen Ölen zu den Kräutern, die gern in den Weinansatz gelangten. Von diesem Kräuterwein nahm man dann dreimal täglich ein Schnapsgläschen voll.

Arnikageist

Der Unterschied zwischen Arnikageist und -tinktur ist, daß Arnikageist einen geringeren Alkoholgehalt hat und mit weniger Arnikablüten versetzt ist. Er hilft wie die Tinktur bei stumpfen Verletzungen und dient verdünnt auch zur Wundbehandlung.

100 Gramm frische, sorgfältig verlesene Arnikablüten werden mit einem Liter Weingeist (60 Prozent) in einem Schraubglas angesetzt. Das Glas gut verschließen und den Ansatz zwei Wochen ziehen lassen. Danach abseihen und in einer dunklen Flasche gut verschlossen aufbewahren.

Arnikaöl (Extrakt)

Dickflüssige Kräuterauszüge, das heißt Auszüge aus Kräutern, die mit einem Öl übergossen wurden, nennt man Extrakte. Sie werden ganz ähnlich hergestellt wie Tinkturen. Es gilt die Regel: Auf 1 Teil Droge kommen 5 Teile kaltgepreßtes Olivenöl, eventuell auch qualitativ hochwertiges Sonnenblumenöl.
Einfacher: Füllen Sie das Glas *locker* bis etwas über die Hälfte mit den sorgfältig verlesenen frischen Blüten, und gießen Sie das Glas dann bis zum Rand mit dem Öl auf. Anschließend das Glas fest verschließen und drei Wochen lang an die Sonne stellen. Nach dieser Zeit das Öl absieben und in einer dunklen Flasche aufbewahren.
Auch zur Herstellung von Ölen sollen nicht die Körbchen selbst, sondern nur die Röhren des Blütenkopfes verwendet werden. Und nochmals: Achten Sie unbedingt darauf, daß keine schwarzen Pünktchen auf den Blüten sind!

Massageöl

Mischen Sie zu gleichen Teilen Arnika-, Ringelblumen- und Schlüsselblumenöl (die Herstellung von Ringelblumen- und Schlüsselblumenöl entspricht der des Arnikaöls). Dieses Massageöl entspannt und pflegt und wirkt heilend bei Nerven- und Muskelschwäche.

Kräutersalbe

Salben sind Pflanzenauszüge, die mit weichen Fettstoffen verrieben oder verkocht sind. Es gibt komplizierte Rezepte für Kräutersalben, die aus Harz, Honig, Fett und Kräutern zubereitet werden. Einfacher ist es, 100 Gramm Lanolin oder Vaseline mit 10 Milliliter der Tinktur zu vermischen. Die Tinktur muß so lange verrührt werden, bis sie sich mit dem Fett gleichmäßig vermischt hat.

Von reinem Schweinefett als Basis für eine Salbe ist heutzutage abzuraten, da sich im Fett die Giftstoffe ansammeln, die ein Lebewesen zu sich nimmt, und wir wissen ja alle, wie wenig vertrauenswürdig Schweinemästereien geworden sind. Man denke nur an die Zufütterung von Hormonen … Überhaupt empfiehlt es sich durchaus, Salben als fertige Präparate in der Apotheke zu kaufen. Sie sind erschwinglich, und ihre Heilkraft ist durch gesetzliche Kontrollen gewährleistet.

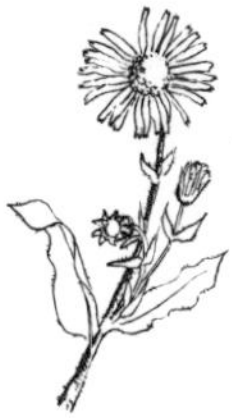

Bäder und andere Anwendungen

Heiße Kompressen

Heiße Kompressen sind wirksamer als kalte, denn sie öffnen die Poren, und der Wirkstoff kann so besser eindringen. Eine Kompresse ist ein feuchter Umschlag aus einem Leinen- oder Baumwolltuch, aus Mull oder Watte.
Wichtig: Das Tuch muß unbedingt sauber sein!
Das Tuch wird in der verdünnten Tinktur bzw. im Aufguß getränkt und dann auf die betroffene Stelle aufgelegt.
Bei heißen Kompressen sollte das Tuch so heiß wie möglich aufgelegt werden. Sobald die Kompresse abgekühlt ist, wiederholen Sie den Vorgang, meist über einen Zeitraum von 5 bis 10 Minuten.

Anwendung eines heißen Wickels

Heiße Wickel mit einem Zusatz von Arnikatinktur (Verdünnung 1 : 5) oder einem kräftigen Aufguß sind gerade bei infektiösem Gelenkrheumatismus, sofern er noch lokal, das heißt in einzelnen Gelenken auftritt, sehr wirkungsvoll. Sie heilen und lindern die Schmerzen.

So wird ein heißer Wickel angelegt

Man benötigt zwei Leintücher der entsprechenden Größe und ein wollenes Tuch. Eines der Leintücher wird in die verdünnte Tinktur oder den Aufguß getaucht und nur so weit ausgedrückt, daß es gut feucht bleibt. Jetzt wird das Tuch faltenlos und straff um das betroffene Gelenk gewickelt, darüber kommt das trockene Leintuch, das ein kleines bißchen größer sein sollte als das nasse, und als letztes das Wolltuch, das wiederum ein wenig größer sein sollte als das Tuch, das es abdecken soll.

Da das Gelenk dabei ruhiggestellt werden sollte, ist es anzuraten, den Wickel (besonders im Bereich von Hüfte und Beinen) im Bett anzulegen. In solchen Fällen ist es praktisch, das Wolltuch und das trockene Leintuch schon auf dem Bett bereitzulegen. Hat man dann das feuchte, mit Arnika getränkte Tuch um das Gelenk gewickelt, braucht man die beiden anderen Tücher nur noch einmal umzuschlagen. Ist der Wickel angelegt, deckt man den Patienten gut zu.

Wichtig: Arme und Hände müssen unbedingt mit unter die Decke. Ein warmer Wickel sollte möglichst lange auf dem kranken Gelenk bleiben. Damit er nicht zu rasch auskühlt, sollte man ihn schnell und so heiß wie irgend möglich anlegen. Außerdem ist es anzuraten, mit Hilfe einer Wärmflasche oder eines Heizkissens die Wärme zu erhalten. Ist der Wickel abgekühlt, kann man ihn entfernen.

Feuchte Arnikaumschläge zur Wundbehandlung

Die Anwendung ist einfach. Man gibt 1 Eßlöffel Arnikatinktur auf einen halben Liter Wasser. Darin tränkt man einen sauberen Lappen, der auf die zu behandelnde Stelle gelegt wird.

Durch den Zusatz von Arnika kommt es durch die Flavonglykoside zu einer örtlichen Reizwirkung, womit die Durchblutung im Wundgebiet gefördert wird.

Salben sind einfach und unkompliziert in der Anwendung. Aus diesem Grund wurde der Salbe in unserem Jahrhundert ein Platz eingeräumt, der ihr in bezug auf die Heilwirkung jedoch nicht zusteht. Wunden heilen bedeutend besser nach einer »feuchten Behandlung«. Wird Salbe aufgetragen, kommt es oftmals zu einem Stillstand in der Wundheilung. Steigt man dann auf feuchte Verbände oder Umschläge um, reinigt sich die Wunde, und der Heilungsprozeß kommt wieder in Gang.

Ansteigende Arm- und Fußbäder

Für Arm- und Fußbäder benötigen Sie als Gefäß einen geräumigen Eimer, denn das Wasser sollte bis zur Mitte der Oberarme bzw. bis unter die Knie reichen können. Zum Messen der Temperatur dient ein Wasserthermometer, wie es zu jeder Babyausstattung gehört. Des weiteren brauchen Sie ein Gefäß zum Schöpfen (zum Beispiel ein Litermaß) und Arnikatinktur, die dem ersten Wasser beigefügt wird. Am besten setzen Sie sich neben die Badewanne oder einen anderen Warmwasseranschluß, denn Sie benötigen immer wieder heißes Wasser und müssen abgekühltes abgießen.

Beginnen Sie mit einer Wasserwärme von 30 Grad, und fügen Sie 20 Tropfen Arnikatinktur pro Liter hinzu. Alle 5 Minuten wird nun dem Basiswasser heißes Wasser zugegeben und die gleiche Menge an Wasser wieder abgeschöpft (der Wasserspiegel bleibt also immer auf derselben Höhe). Nach 20 bis 25 Minuten sollte das Wasser eine Wärme von etwa 37 Grad erreicht haben.

Das Bad ist nach 25 Minuten beendet.

Inhalations- und Dampfbäder

Das Einatmen ätherischer Öle hat eine heilsame Wirkung, wobei es natürlich auf die speziellen Wirkstoffe des entsprechenden ätherischen Öls ankommt.
Ein Arnikadampfbad ist gut bei Schnupfen, verstopfter Nase und bei Akne.

Anwendung
Man stellt einen starken Arnikaaufguß her, läßt ihn 10 bis 15 Minuten ziehen und gießt anschließend einen halben Liter sehr heißes Wasser auf. Dann legt man sich ein Handtuch über den Kopf, beugt sich über die Schüssel und sorgt dafür, daß der Dampf unter dem Handtuch bleibt.
Bei Schnupfen muß man den Dampf mittels gleichmäßiger, kräftiger Atemzüge tief einatmen. Bei Akne läßt man den Dampf einfach auf die Haut einwirken und tupft sie anschließend mit einem sauberen Wattebausch trocken.
Wichtig: Nach einem Arnikadampfbad nicht noch mal Arnikacreme auftragen! Zuviel Arnika auf einmal verträgt die Haut nicht. Außerdem sollte man die geöffnete, gereinigte Haut nicht unbedingt wieder »zuschmieren« und quasi porentief verstopfen. Wenn aber doch Creme auf die Haut gegeben werden soll, legen Sie unbedingt erst ein in kaltem Wasser getränktes Tuch auf, so daß sich die Poren wieder schließen.

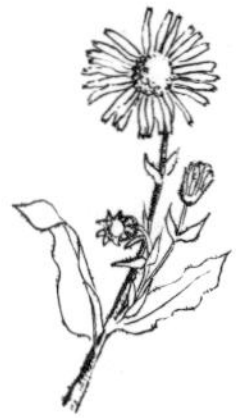

Arnika als Heilmittel

Indikationen

Die Arnika hilft bei Zerrungen, Verstauchungen, Prellungen, Quetschungen, Blutergüssen, Verbrennungen, rheumatischen Leiden, Muskelschmerzen, Lymphgefäßentzündungen und schlecht heilenden Wunden. Sie stillt den Wundschmerz und wirkt schmerzlindernd bei Brüchen, verhindert das Anschwellen, wirkt bei Magengeschwüren, Halsschmerzen, Entzündungen im Mund- und Rachenraum, Schleimbeutel- und Gelenkentzündungen, Adernverkalkung, Schlaganfall, Furunkeln und bei Herz- und Kreislaufbeschwerden.
In alten Büchern finden wir Hinweise, daß Arnika bei Gehirnerschütterung, Lähmungen infolge von Rückenmarksleiden und unter bestimmten Voraussetzungen auch bei Epilepsie mit Erfolg verabreicht wurde. Ferner wurde sie bei Würmern, Zahnschmerzen (hohlen Zähnen), zur Förderung der Menstruation, als Abortivum und als Aphrodisiacum eingesetzt. Außerdem war die Arnika auch ein beliebtes Färbemittel (siehe Seite 111 f.).

Wunden und Verletzungen

Blutergüsse, Quetschungen, Verstauchungen, Prellungen, Stoßverletzungen, Verrenkungen

Obwohl die breitgestreute Heilwirkung der Arnika lange Zeit in Vergessenheit geraten war, war sie als Heilmittel bei Schlag-, Stoß- und Quetschverletzungen stets beliebt. Kein Wunder, denn hier liegt ihre große Stärke!
Derartige Verletzungen gehen meist mit Blutergüssen, das heißt einer Ansammlung von Blut im Unterhautzellgewebe, mit Ödemen und Schwellungen einher, und das ruft Schmerzen hervor. Hier wirken feuchte Umschläge mit verdünnter Arnikatinktur oder dicke Salbenverbände wahre Wunder!
Wichtig: Je schneller Arnika auf die Verletzung kommt, desto durchschlagender ist der Erfolg!

Behandlung
Man verdünnt die Tinktur 1 : 5 und tränkt damit einen Lappen, den man auf die Verletzung auflegt.
Eine zusätzliche homöopathische Einnahme von Arnika (siehe das Kapitel »Arnika und die Homöopathie«) ist empfehlenswert. Hat man das homöopathische Mittel nicht zur Hand, kann man auch 5 bis 10 Tropfen der Tinktur in einem Glas Wasser verdünnt einnehmen. (Vor der Einnahme den Arzt oder Heilpraktiker fragen!)

Daß Frauen schneller und öfter **Blutergüsse** bekommen als Männer, liegt am schwächeren Bindegewebe der Frauen. Hier kann eine Ernährungsumstellung Besserung bringen.
Größere Blutergüsse können sich, vor allem bei älteren Menschen, auch entzünden. Gerade deshalb ist eine Behandlung mit Arnika, die ja entzündungshemmend wirkt, anzuraten!

Brüche

Einem unserer Freunde ist folgendes passiert: Er war mit seinem vierjährigen Sohn auf einer Nordseeinsel in Urlaub. Das Haus, das er gemietet hatte, lag weit abseits von allem. Autos gab es auf der Insel nicht. Am Spätnachmittag machten die beiden einen Fahrradausflug, der Kleine saß auf dem Rücksitz. Dabei geriet sein Fuß in die Speichen des Rades. Dieser Freund, der Tierarzt ist, fuhr mit dem Kind sofort nach Hause, untersuchte das Bein und stellte fest, daß es gebrochen war.
Inzwischen war es Abend. Wo es auf dieser Insel einen Arzt gab, wußte der Himmel! Also rieb der Vater dem Sohn das Bein sehr dick mit Arnikasalbe ein und umwickelte es mit Tüchern.
Schmerzen hatte das Kind kaum, es schlief ruhig, und am folgenden Tag brachte der Vater den Kleinen zum Arzt.
Dieser war mehr als erstaunt. Er hatte noch nie einen Bruch gesehen, der am folgenden Tag so gut aussah. Das Bein war nicht geschwollen, wies kaum Blutergüsse auf, und das Kind hatte fast keine Schmerzen.

Tip: In der Reiseapotheke sowie in Häusern und Betrieben, in denen häufig Unfälle passieren, sollte immer Arnika als Tinktur, Salbe und in homöopathischer Aufbereitung griffbereit sein.

Kopfschmerzen infolge von Gehirnerschütterung

Selbstverständlich werden Sie im Fall einer schweren Gehirnerschütterung den Arzt aufsuchen. Aber es gibt Situationen im Leben, in denen ein Arzt nicht gleich erreichbar ist, und dann ist es gut zu wissen, daß die Arnika auch hier nützlich sein kann.

Behandlung
Geben Sie 1 Eßlöffel Arnikatinktur auf einen halben Liter Wasser. Tränken Sie darin zwei saubere Tücher und machen Sie damit

einen Umschlag um Kopf und Nacken. Gleichzeitig sollte Arnika homöopathisch verabreicht werden. Mehr dazu im Kapitel »Arnika und die Homöopathie«.

Ein Fallbeispiel

Es war schon fast Tradition, daß sich unser Sohn, kurz bevor wir in Urlaub fuhren, am Kopf verletzte. Diesmal turnte er, während das letzte Gepäckstück in den Kofferraum wanderte, auf der Treppe unseres Bauernhauses, schlug dabei heftig mit dem Kopf gegen einen Balken und fiel auch noch auf den Hinterkopf. Er war schneeweiß, weinte und klagte über starke Kopfschmerzen.
Wir machten ihm sofort Arnikaumschläge, verabreichten ihm drei Globoli Arnika D 30 und versuchten den Arzt zu erreichen, aber der war auf Hausbesuch. Wir fuhren in die Praxis, und während wir warteten, besserte sich der Zustand unseres Sohnes zusehends. Nach einer Stunde – der Arzt war immer noch nicht zurück – beschlossen wir, in Urlaub zu fahren. Schon am nächsten Tag tobte unser Sohn wieder herum und riskierte eine neue Kopfverletzung.

Muskelzerrungen / Muskelfaserrisse

Noch nie wurde so viel Sport betrieben wie heute. Man braucht nicht darüber zu diskutieren, daß Sport, in vernünftigem Maße, gesund ist. Allerdings besteht auch die Gefahr von Verletzungen. Muskelzerrungen – das weiß fast jeder Sportler – sind sehr schmerzhaft und bereiten oft lange Zeit Probleme. Werden sie hingegen sofort mit Arnika behandelt, werden Schmerz und Blessuren überraschend schnell verschwinden.

Behandlung

Am besten hat sich hier ein Arnikaumschlag bewährt. Geben Sie 25 bis 30 Tropfen der Tinktur auf ein Glas Wasser. Tränken Sie damit ein Tuch und legen Sie es locker auf die verletzte Stelle

auf. Zusätzlich unbedingt Arnika homöopathisch einnehmen! (Siehe das Kapitel »Arnika und die Homöopathie«.)
Tip: Sportler sollten immer ein Fläschchen Arnikatinktur sowie Arnika in homöopathischer Form bei sich haben!

Muskelkater

Was Muskelkater ist, wissen wir alle, und wie schmerzhaft er sein kann, wissen wir auch. So mancher sportliche Exzeß fordert schon am nächsten Morgen seinen Tribut, und jede Treppe, die wir nehmen müssen, bereitet uns Höllenqualen. Hier bringt der Griff zur Arnikatinktur Erlösung!

Behandlung
Geben Sie auf einen Eßlöffel Arnikatinktur fünf Eßlöffel Wasser, und reiben Sie mit dieser Verdünnung die betroffenen Stellen in sanften, kreisenden Bewegungen ein. – Und freuen Sie sich, denn der Muskelkater wird überraschend schnell abgeklungen sein! (Siehe auch »Entspannungsbäder mit Arnika« auf Seite 73.)

Frische offene Wunden

Frische offene Wunden werden heute zumeist mit Jodtinktur desinfiziert. Früher griff man zur Arnikatinktur, und in manchen Büchern ist zu lesen, daß die Arnikatinktur der Jodtinktur vorzuziehen sei. In anderen Büchern wird wiederum dringend davon abgeraten, Arnika mit offenen Wunden in Berührung zu bringen. Damit ist aber wohl gemeint, frische offene Wunden nicht mit Arnikaumschlägen zu behandeln und keinesfalls die unverdünnte Tinktur zu verwenden. Meine Schwiegermutter hat erzählt, daß Wunden, egal welcher Art, in ihrer Kindheit grundsätzlich mit stark verdünntem Arnikageist abgetupft wurden.
Wichtig: Offene Wunden, die bluten, sollte man immer ausbluten lassen (nicht auswaschen!). Durch das Ausbluten reinigt sich die

Wunde von selbst, und so wird einer möglichen Tetanusinfektion vorgebeugt. Verblutungsgefahr besteht nur dann, wenn hellrotes Blut pulsierend aus einer Wunde herausspritzt.

Nässende eiternde Wunden

Wenn Sie Wunden, die nicht heilen wollen, nässen und eitern, mit Arnika behandeln, wird dank der antiseptischen, entzündungshemmenden Wirkung der Arnika der Heilerfolg nicht mehr lange auf sich warten lassen!
Wichtig: Eiternde Wunden heilen schneller, wenn man zwischendurch Luft und Sonne an sie heranläßt.

Behandlung
Stellen Sie aus einem halben Teelöffel Arnikatinktur und einem Glas Wasser eine Verdünnung her. Tränken Sie mit dieser Lösung einen sehr sauberen Lappen, und legen Sie ihn dann auf die Wunde auf.
Wichtig: Bei allen offenen und komplizierten Wunden auf äußerste Sauberkeit achten! Eine zusätzliche Einnahme von Arnika in homöopathischer Form ist empfehlenswert.
Ein anderes Rezept für Wundbäder und Umschläge ist eine Mischung aus je einem gehäuften Eßlöffel Arnika- und Kamillenblüten und Salbeiblättern. Die Drogen mit 2 Tassen kochendem Wasser übergießen, 10 Minuten ziehen lassen und als Bad oder Umschlag weiterverwenden.

Nervenschmerzen und Krankheiten des Bewegungsapparates

Nervenschmerzen (Neuralgie)

Der Anfall kommt meist plötzlich, die Schmerzen sind reißend, bohrend oder brennend und fast unerträglich stark, vor allem dann, wenn die schmerzenden Stellen, die im Ausbreitungsgebiet des betroffenen Nervs liegen, berührt werden. Ursachen sind meist Infektionskrankheiten, Überbeanspruchung, Stoffwechselstörungen oder auch eine gewöhnliche Erkältung.

Behandlung
Verdünnen Sie Arnikatinktur im Verhältnis 1 : 5 und reiben Sie damit die schmerzenden Stellen ein. Mehrmals täglich wiederholen.

Hexenschuß

Man hebt nur den heruntergefallenen Autoschlüssel auf, und schon kann es passieren – ein Hexenschuß! Meist wird ein Hexenschuß durch Bücken, Drehen oder Heben ausgelöst, und die Schmerzen können so stark sein, daß man nicht mehr aufrecht stehen kann. Ursachen können Zerrungen der Rückenmuskeln oder der Bänder, eine Wirbelverschiebung, ein Bandscheibenvorfall oder Krämpfe in den kleinen Rückenmuskeln sein.

Behandlung
Neben einer möglichen chiropraktischen Behandlung kann das Einreiben mit verdünnter Arnikatinktur (1 Eßlöffel Tinktur auf 5 Eßlöffel Wasser) Linderung bringen, denn Arnika wirkt schmerz- und krampflösend und verhindert eventuell entstehende entzündliche Prozesse.

Rheuma

Rheuma ist ein Begriff, der eher vom Laien als vom Mediziner gebraucht wird; die Ursache von sogenannten rheumatischen Beschwerden sind ganz unterschiedlicher Art. Meist handelt es sich aber um entzündliche Prozesse, und hier wiederum wirkt Arnika (neben der klinischen Behandlung) unterstützend.

Behandlung
Das Einreiben mit verdünnter Arnikatinktur (1 : 5) oder mit Arnikasalbe bietet sich an.

Arthritis

Arthritis ist eine entzündliche Erkrankung eines oder mehrerer Gelenke. Es gibt verschiedene Formen dieser Krankheit. Die bekannteste ist wohl die primär chronische Polyarthritis, auch Gelenkrheuma genannt, die mit schwerwiegenden Veränderungen innerer Organe einhergehen kann.

Behandlung
Bei Arthritis haben sich Gelenkwickel mit verdünnter Arnikatinktur (siehe »Anwendung eines heißen Wickels«, Seite 49) oder einem Aufguß aus einer Mischung aus Arnika, Johanniskraut und Zwiebel bewährt. Es gibt für diese Krankheit aber auch Fertigpräparate zu kaufen, die Arnika enthalten. Bitte sprechen Sie mit Ihrem Arzt oder Heilpraktiker!

Gefäßerkrankungen

Krampfadern, Venenentzündungen und offene Beine

Wer denkt schon darüber nach, daß das Blut nicht nur vom Herzen weg bis in die Beine und Füße fließt, sondern auch wieder den weiten Weg nach oben gegen die Schwerkraft antreten muß? Spätestens dann, wenn man Krampfadern hat, wird man daran erinnert werden.
Die Ursache von Krampfadern ist häufig eine anlagebedingte Schwäche der Gefäßwände. Halten diese dem Druck des Blutes nur noch vermindert stand, erweitern sich die Venen, das Blut fließt deshalb langsamer und staut sich in den knotenförmigen Erweiterungen der betroffenen Venenabschnitte. Das sieht nicht nur häßlich aus, es bringt auch Beschwerden mit sich. Wenn die Durchblutung ernsthaft gestört ist, können sich Stauungsödeme und Geschwüre (offene Beine) bilden, und es besteht Thrombosegefahr.
Die angeborene Gefäßwandschwäche kann man natürlich nicht wegzaubern, aber durch regelmäßiges Einreiben mit verdünnter Arnikatinktur läßt sich Linderung schaffen. Überhaupt kann bei allen Erkrankungen der Venen Arnika eingesetzt werden.

<u>Behandlung</u>
Krampfadern und Ödeme sollte man über mehrere Monate mit verdünnter Arnikatinktur einreiben. Unterstützend wirken außerdem Fuß- und Beingymnastik sowie eine Umstellung der Ernährung!
Bei Venenentzündungen haben sich Umschläge mit verdünnter Arnikatinktur bewährt. Man gibt 1 Eßlöffel Arnikatinktur auf einen halben Liter Wasser. Umschläge mehrmals täglich auf die betroffene Stelle geben und diese nach Abheilen der Entzündung über mehrere Wochen mit verdünnter Arnikatinktur zart einreiben.
Auch offene Beine werden mit Arnikaumschlägen behandelt.

Hämorrhoiden

Hämorrhoiden sind Krampfadern am äußeren Rand des Schließmuskels (After) und im Mastdarm. Sie zeigen sich als kleine Knötchen, die sich beim Pressen fühlen und wegdrücken lassen, und rufen Jucken und Brennen hervor. Oder sie platzen und bluten dann. Durch Verunreinigungen oder durch Nässen können sich Hämorrhoiden entzünden und zu einem Analekzem führen.
Ursachen für Hämorrhoiden können häufige Verstopfung, zuviel Sitzen, falsche Ernährung oder eine ererbte Bindegewebsschwäche sein. Hämorrhoiden, die während der Schwangerschaft auftreten, verschwinden meist nach der Geburt und sollten vorsorglich *nicht* mit Arnika behandelt werden.

Behandlung
Wichtig ist, daß der Stuhl wieder locker abgeht – deshalb sollten Sie viel trinken (mindestens 2 Liter täglich) und auf eine ballaststoffreiche Ernährung achten. Auch für ausgleichende Bewegung sollte gesorgt werden. Zusätzlich nach jedem Stuhlgang sowie morgens und abends ist eine Waschung mit verdünnter Arnikatinktur (1 : 5) zu empfehlen. Wenn Sie die Möglichkeit zu einem Sitzbad haben, um so besser! In diesem Fall geben Sie 2 Eßlöffel der Tinktur auf 2 Liter lauwarmes Wasser und fügen dies dem Sitzbad hinzu.

Durchblutungsstörungen

Bei Durchblutungsstörungen lagern sich Kalk- und Fettpartikel an den Gefäßwänden ab, das Blut kann nicht mehr ungehindert strömen. Vor allem die Arterien der Gliedmaßen sind betroffen. Bei älteren Menschen leiden vornehmlich die Männer, bei jüngeren die Frauen an Arteriosklerose.
Durchblutungsstörungen äußern sich durch rasche Ermüdbarkeit, Kälte- und Schweregefühl in den Gliedmaßen, Lähmungen,

später durch brüchige Nägel und Haarausfall, Muskelschwäche, schlecht heilende Wunden und haben schließlich das Absterben von Gewebe zur Folge.
Im Anfangsstadium läßt sich die Arteriosklerose noch mit Hausmitteln heilen. Wichtig ist neben ausreichender Bewegung vor allem eine Umstellung der Ernährung. Da Nikotin die Gefäße verengt, sollten Sie das Rauchen einstellen. Auch eine Unterkühlung der Gliedmaßen sollte unbedingt vermieden werden. Bei arteriellen Gefäßerkrankungen dürfen keine extrem kalten oder extrem heißen Anwendungen gemacht werden, deshalb auch von Kalt-heiß-Duschen und heißen Bädern absehen.

Behandlung
Massagen mit Arnikaöl oder Einreibungen mit verdünnter Arnikatinktur, mehrmals täglich, fördern die Durchblutung. Auch ansteigende Arm- und Fußbäder mit Arnikazusatz sind zu empfehlen (siehe Seite 51).

Kreislaufbeschwerden

Gerade Frauen leiden häufig unter Kreislaufbeschwerden wegen zu niedrigen Blutdrucks. Wer zu schnell aufsteht, wird schwindlig und läuft oft sogar Gefahr, umzukippen.

Behandlung
Ein gutes Mittel gegen Kreislaufbeschwerden ist, einen Waschlappen mit verdünnter Arnikatinktur zu tränken (5 bis 10 Tropfen auf ein halbes Glas Wasser) und diesen vor dem Schlafengehen für zehn Minuten auf die Herzgegend zu legen.
Außerdem sind ausreichend Bewegung an der frischen Luft, wie zum Beispiel Joggen, gesunde Ernährung und Vermeidung von Alkohol, Kaffee und Nikotin anzuraten.

Hätten Sie's gewußt? Menschen mit extrem niedrigem Blutdruck sollten vor dem Schlafengehen eine kleine Tasse Kaffee trinken, damit sie besser schlafen können!

Einschlafen der Glieder

Das Einschlafen der Glieder kann ein allererstes Anfangsstadium von Gefäßkrämpfen sein. In diesem Falle sollte man die betroffenen Stellen sofort mit verdünnter Arnikatinktur einreiben. Es gilt auch hier die Faustregel: 1 Eßlöffel Arnikatinktur auf einen halben Liter Wasser.

Arnika stärkt das »Altersherz«

Arnika wirkt ähnlich wie Weißdorn. Beide Heilpflanzen stärken das Altersherz, verhindern Adernverkalkung und beugen Schlaganfällen vor. Überhaupt gehört die Arnika zu den Heilkräutern, die sich günstig auf allerhand Altersleiden auswirken. Wie bereits ausgeführt, konnte in Laboruntersuchungen die Kreislaufwirksamkeit der Arnika nachgewiesen sowie bestätigt werden, daß sie das arterielle und venöse Gefäßsystem stärkt. Sie erhöht die Herzleistung, fördert die Durchblutung des Herzmuskels und reguliert das nervöse Herz. Sie hilft bei Arteriosklerose, Angina pectoris und koronaren Herzkrankheiten.

<u>Behandlung</u>
Es heißt, bei nervösen und altersbedingten Herzleiden solle man regelmäßig eine Tasse Arnikatee langsam und in kleinen Schlucken trinken oder Arnikatinktur auf einem Stück Zucker einnehmen. Es gibt für solche Beschwerden auch Fertigpräparate zu kaufen, die auf Arnika basieren und zu denen ich raten möchte. Bitte bedenken Sie, daß die Einnahme von Arnika über einen längeren Zeitraum nicht unbedenklich ist, und beraten Sie sich zuerst mit Ihrem Arzt, Heilpraktiker oder Apotheker!

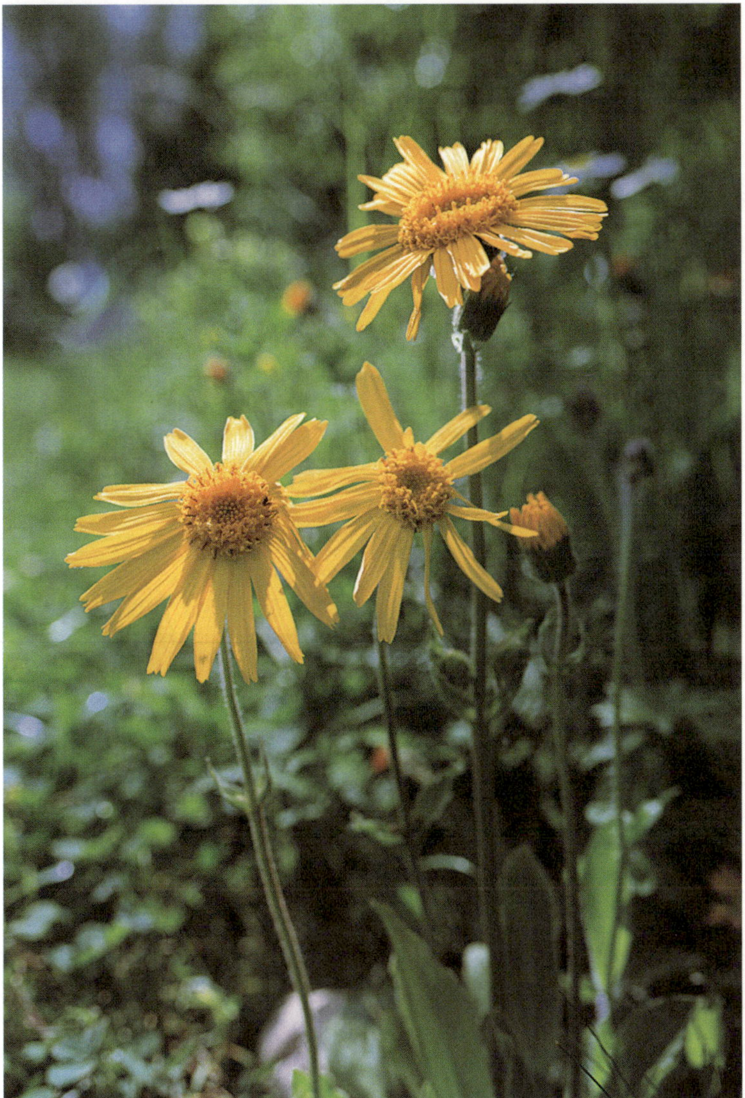

Arnica montana

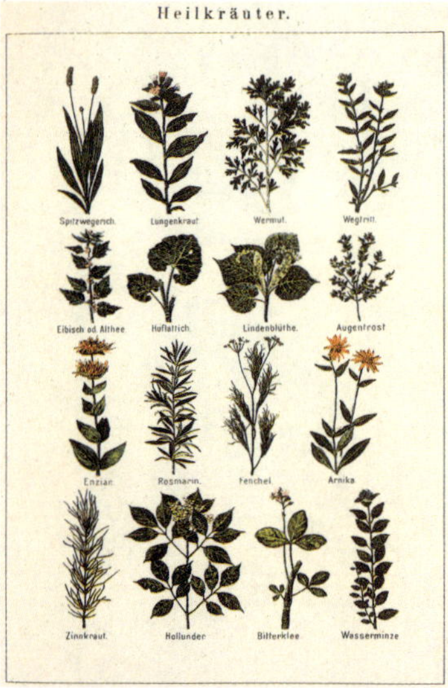

Heilkräuter. Aus: Bilz' Große Illustrierte Hausbibliothek, Leipzig 1901

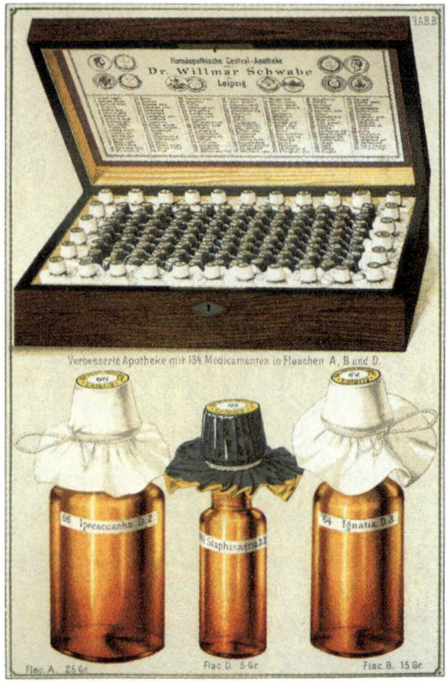

Homöopathie-Apotheke mit 134 Medikamenten in Flaschen (1889)

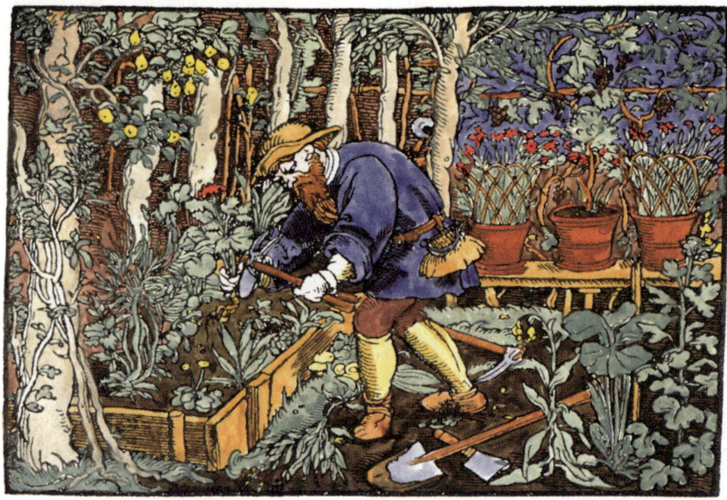

Anbau von Heilkräutern in einem Kräutergarten des 16. Jahrhunderts

Einzelblüte der Arnica montana

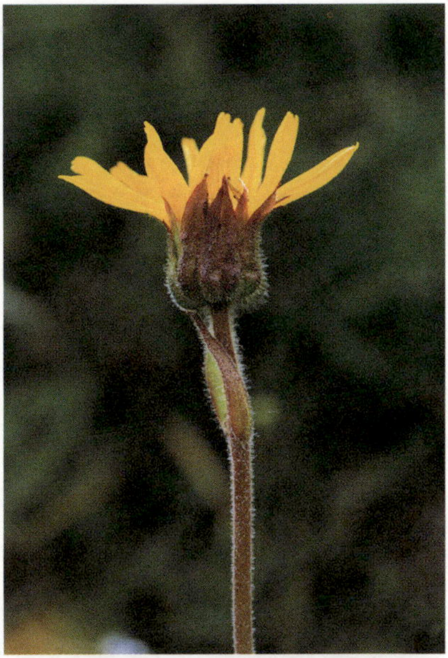

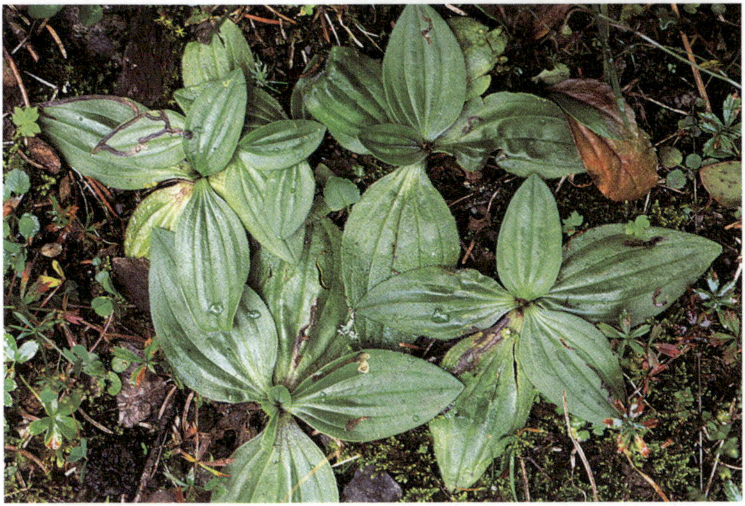

Blattrosette der Arnica montana

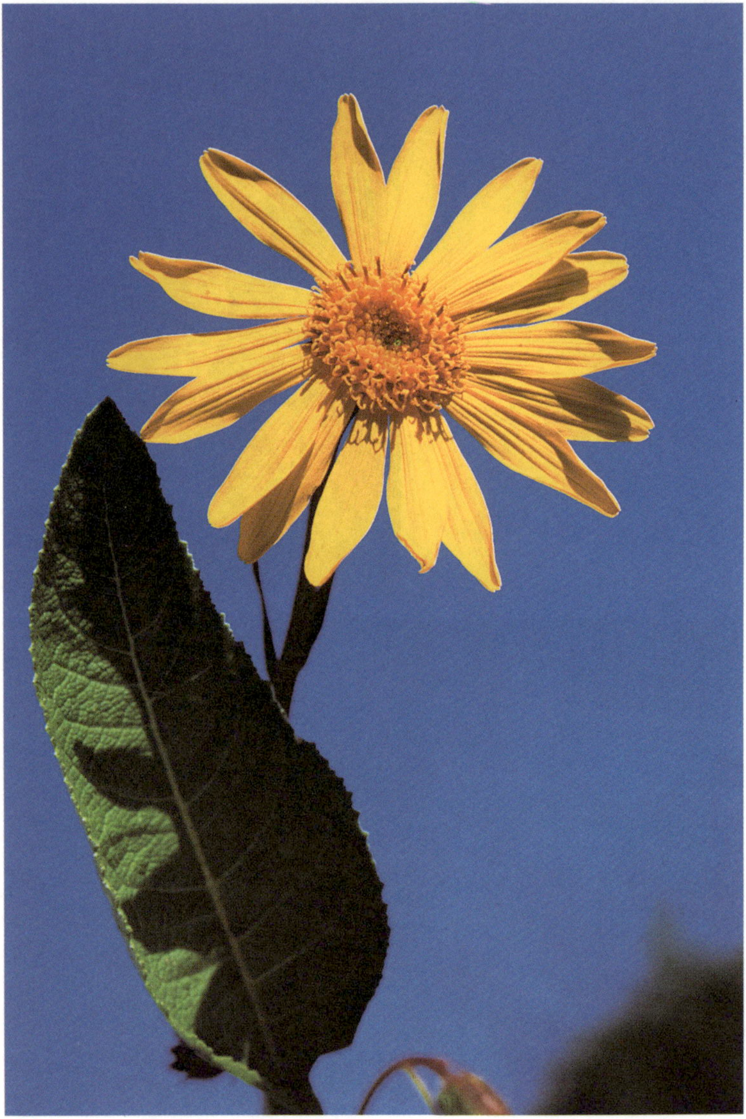

Einzelblüte der Arnica montana

Krankheiten im Mund und Rachenraum

Angina

Die beste Wirkung bei Angina zeigt das Gurgeln mit Arnika dann, wenn es sich um chronische Zustände mit schlechter Durchblutung der Rachenorgane handelt. Auch bei chronischem Raucherkatarrh wirkt Arnika als Gurgelmittel lindernd!

Behandlung
Man gibt 5 bis 10 Tropfen Arnikatinktur auf ein Glas warmes Wasser und gurgelt damit tief und langanhaltend.

Eiternde Mandeln

Bei eiternden Mandeln sollte man selbstverständlich zum Arzt gehen. Aber in Situationen, wo dies nicht möglich ist, kann man sich mit Arnika helfen.

Behandlung
Man gibt 1 Teelöffel der Tinktur auf ein Glas Wasser. Das Wasser muß möglichst heiß sein, und der Kranke muß mit großen Mengen der verdünnten Tinktur lange und möglichst weit hinten im Rachenraum gurgeln.
Wichtig: Keinesfalls trinken!
Gute Erfahrungen wurden auch damit gemacht, abwechselnd mit Arnika und Kamille zu gurgeln. Die Chance, damit eine spontane Öffnung und Eiterentleerung zu erreichen, ist groß.

Heiserkeit und beginnende Mandelentzündung

Unter Sängern ist Arnika der Geheimtip schlechthin. Schon bei den allerersten Ermüdungserscheinungen in der Kehlkopfmuskulatur, wie Heiserkeit, wird in diesen Kreisen Arnika auf einem Stück Zucker eingenommen oder mit verdünnter Arnikatinktur gegurgelt.
Der Grund, aus dem Arnika hier hilft: Sie wirkt entzündungshemmend, durchblutungsfördernd und desinfizierend. So wird einer beginnenden Mandelentzündung sofort entgegengewirkt. Auch Schluckbeschwerden werden durch Arnika spürbar gelindert.

Behandlung
Geben Sie einen halben Teelöffel Arnikatinktur in ein Glas mit warmem Wasser.
Wichtig: Sie müssen lange und ausdauernd gurgeln und das alle zwei bis drei Stunden.

Mundschleimhaut- oder Zahnfleischentzündung

Sind Mundschleimhaut oder Zahnfleisch entzündet, empfiehlt es sich, mit Arnika zu spülen. Arnika regt die Durchblutung an und steigert so die Abwehrbereitschaft der Schleimhaut. Es heißt, daß die Arnika in solchen Fällen sogar der Kamille vorzuziehen sei. Bei Zahnfleischentzündung kann man die betroffene Stelle auch mit verdünnter Arnikatinktur einpinseln.

Behandlung
Geben Sie einen halben bis ganzen Teelöffel Arnikatinktur auf ein Glas lauwarmes Wasser und spülen Sie den Mund damit mindestens eine Minute lang kräftig aus.
Tip: Beim Zähneputzen mit einer weichen Zahnbürste das Zahnfleisch massieren, und zwar in leicht kreisenden oder auf und ab gerichteten Bewegungen.

Zahnschmerzen

Wer Zahnschmerzen hat, muß zum Zahnarzt – spätestens jetzt führt kein Weg mehr daran vorbei. Aber bis Sie einen Termin haben, können Stunden oder sogar Tage vergehen. Bis dahin hilft Arnika, den Schmerz in Grenzen zu halten.

Behandlung
Geben Sie einen halben bis ganzen Teelöffel der Tinktur auf ein Glas lauwarmes Wasser und spülen Sie damit den Mund.
Wichtig: Die Verdünnung muß mehrere Minuten im Mund bleiben!

Verschiedenes

Bettnässen

Bettnässen wird in der Fachsprache *Enuresis nocturna* genannt. Gemeint ist eine unwillkürliche nächtliche Blasenentleerung bei Kindern, die älter als vier Jahre sind. Es liegen bei knapp der Hälfte der Betroffenen organische Ursachen vor, bei einem Großteil sind aber psychische Probleme die Ursache. In jedem Fall sollte dies abgeklärt werden!

Behandlung
Wichtig ist vor allem die Aufarbeitung eventueller Konflikte in Zusammenarbeit mit einem Therapeuten. Eine zusätzliche Behandlung durch einen klassischen Homöopathen ist anzuraten.
Aber auch Arnika ist dank ihrer krampflösenden, entspannenden und entzündungshemmenden Wirkung oftmals erfolgreich. Über die genaue Dosierung und Art der Anwendung sollten Sie mit Ihrem Arzt oder Heilpraktiker sprechen.

Brustdrüsenentzündung

Brustdrüsenentzündung entsteht durch das Eindringen eitererregender Bakterien in kleine und kleinste Wunden der Brustwarzen. Die Bakterien wandern dann durch die Milchgänge und rufen Entzündungen hervor. Die befallene Brustdrüse schwillt an, rötet sich und schmerzt. Solche Entzündungen verursachen eine Milchstauung, und das wiederum begünstigt die Entzündung. Ein ewiger Teufelskreis! Unter Umständen kommt es sogar zu hohem Fieber, und in Fällen, die nicht rechtzeitig behandelt werden, kann sich ein Abszeß (Milchfistel, Brustdrüsenfistel) bilden.
Vorbeugend kann man schon während der Schwangerschaft die Brustwarzen durch kalte Waschungen abhärten. Anschließend wird die Brustwarze kräftig frottiert. Kommt es doch zu einer Entzündung, kann auch hier die Arnika helfen.

Behandlung
Schon bei beginnender Entzündung der Brustwarzen sollte sofort mit dem Stillen aufgehört werden. Pumpen Sie vorerst die Milch ab, und waschen Sie die Brustwarze nachher jedesmal mit verdünnter Arnikatinktur (1 : 5). Zwischendurch regelmäßig Arnikakompressen auflegen. Erfahrungsgemäß heilt die Entzündung mit Hilfe von Arnika schnell wieder ab.
Wichtig: Erst wenn die Entzündung ganz abgeheilt ist, wieder stillen!

Epilepsie (Fallsucht)

Epilepsie tritt bei etwa vier von tausend Menschen auf. Epileptiker leiden unter regelmäßig auftretenden Krampfanfällen, bei denen sie, je nach Form der Krankheit, für Sekunden oder mehrere Minuten unter heftigen Zuckungen das Bewußtsein verlieren. Manchmal tritt auch Schaum vor den Mund. Ursache der Epilepsie können übermäßige elektrische Entladungen einiger Nervenzellen im Gehirn (meist angeboren), Gehirntumore oder auch Kopfverletzungen sein.

In verschiedensten Büchern sind Hinweise darauf zu finden, daß auch Epilepsie durch die Einnahme von Arnika zu heilen sei – *allerdings nur dann, wenn sie als Folge einer Kopfverletzung auftritt.*
Obwohl unsere Vorfahren keine Labors hatten, in denen sie nachweisen konnten, weshalb ein Kraut wirkt, wußten sie doch – unbestritten – vieles über Kräuter und ihre Heilwirkungen. So ließe sich durchaus schlußfolgern, daß Arnika oder *Fallkraut*, wie sie vielerorts auch heißt, tatsächlich auch hier ihre Wirkung zeigt. Der Standpunkt der Schulmedizin lautet jedoch, daß es keinerlei Beweise dafür gibt, daß Epilepsie durch irgendein Naturheilmittel in den Griff zu bekommen ist. Aus diesem Grund besprechen Sie sich vorerst mit Ihrem Heilpraktiker oder Homöopathen.

Schnupfen

Bei Schnupfen kann ein Dampfinhalationsbad mit einem Arnikaaufguß helfen.

Behandlung
Man stellt einen Arnikaaufguß her (siehe Seite 45), beugt sich zum Inhalieren über die dampfende Schüssel, legt ein Handtuch über Kopf und Schüssel und atmet regelmäßig und tief ein und aus.

Furunkel

Ein Furunkel ist eine eitrige Entzündung, hervorgerufen durch Bakterien in einem Haarfollikel (oder Haarbalg). Furunkel haben die Eigenart, an den unangenehmsten Stellen aufzutreten – am Po, an der Innenseite der Schenkel, am Nacken. Es ist verständlich, daß man so etwas so schnell wie möglich loswerden möchte. Aber Furunkel müssen erst reifen; man sollte sie keinesfalls ausdrücken oder voreilig aufschneiden! Sind sie reif, öffnen sie sich von selbst.

Furunkel müssen unbedingt behandelt werden, um eine Ausbreitung der Infektion zu vermeiden. Im schlimmsten Fall kann sogar eine Blutvergiftung entstehen.
Warnung: Furunkel sind hochgradig ansteckend, und Furunkelbakterien können über Ihre Hände ins Essen gelangen und so eine Lebensmittelvergiftung verursachen! Achten Sie unbedingt auf peinliche Sauberkeit, kochen Sie Handtücher und Wäschestücke aus, und waschen Sie Ihre Hände sorgfältig!

Behandlung
Geben Sie 1 bis 2 Teelöffel Arnikatinktur in eine Tasse heißes Wasser, tränken Sie darin einen sauberen Lappen und legen Sie ihn dann etwa 10 Minuten lang auf. Mehrmals täglich wiederholen, bis der Furunkel abgeheilt ist.

Insektenstiche

Insektenstiche sind entweder sehr schmerzhaft (Wespen, Bienen, Hornissen), oder sie können einen schier zum Wahnsinn treiben (Mücken, Bremsen usw.). Man kratzt, die Haut rötet und entzündet sich oder schwillt empfindlich an. Arnika schafft Linderung, vertreibt den Schmerz und bewirkt das Abklingen von Schwellungen.

Ein Fallbeispiel
Wir waren mit einer Gruppe von Leuten auf einer Mittelmeerinsel und kampierten in VW-Bussen. Eine der Frauen wurde nachts derart von Moskitos zerstochen, daß sie morgens ein völlig verschwollenes Gesicht und einen so verschwollenen Fuß hatte, daß er gut doppelt soviel Umfang hatte wie sonst. Zum Glück hatten wir Arnika dabei und konnten ihr sofort Umschläge mit einem Arnikaaufguß auflegen. Ein paar Stunden später war die Schwellung schon weitgehend abgeklungen, und auch der Schmerz und Juckreiz waren kaum noch zu spüren. Später machten wir uns die Arbeit und zählten die Stiche auf ihrem Fuß – es waren weit über hundert!

Behandlung
Gegen Insektenstiche bereiten Sie am besten einen starken Aufguß – wie auf Seite 45 beschrieben. Darin tränken Sie einen sauberen Lappen, den Sie anschließend auf die betroffene Stelle auflegen, bis der Juckreiz nachläßt.

Verbrennungen

Beinahe in jedem Buch über Kräuterkunde liest man, daß Arnika bei Verbrennungen hilft. Es gibt für solche Fälle erstklassige Arnikasalben in der Apotheke zu kaufen, die in keiner Hausapotheke fehlen sollten. Großflächige Verbrennungen gehören aber unbedingt und sofort in die Hand eines Arztes! Bei Sonnenbrand und kleinflächigen Verbrennungen helfen auch Arnikaumschläge.

Behandlung
Geben Sie 50 Tropfen Arnikatinktur auf einen halben Liter Wasser, tränken Sie damit sehr saubere Tücher und legen Sie diese auf die verbrannte Haut.
Sehr gute Erfahrungen bei Sonnenbrand habe ich aber auch mit Zitrone gemacht. Einfach eine Zitrone aufschneiden und die betroffene Stelle immer wieder damit einreiben. Schon nach wenigen Stunden werden die Schmerzen aufhören, und die Haut wird sich später nicht schälen. Die heilende Wirkung ist hier dem Vitamin C zuzuschreiben.

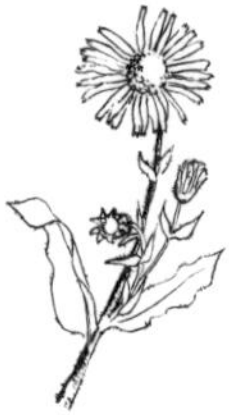

Schönheit und Entspannung

Arnika bei Akne

Für viele Menschen ist Akne ein großes Problem. Die Verunreinigungen, die unsere Zeit mit sich bringt – falsche Ernährung, Alkohol, Nikotin, Luftverschmutzung – sammeln sich im Körper an und werden zum Teil durch die Haut wieder ausgeschieden.
Ganz besonders schlimm kann auch die Pubertätsakne sein. Mitesser und Pickel, die in vielen Fällen dann auch noch dauerhaft vernarben, tragen zur seelischen Belastung bei.
Arnika kann hier helfen, denn neben vielen anderen Eigenschaften wirkt sie auch entzündungshemmend.

Behandlung
Bereiten Sie einen Aufguß und lassen Sie ihn 10 bis 15 Minuten ziehen. Dann tränken Sie ein sauberes Tuch in diesem Aufguß und legen es auf die betroffenen Stellen (siehe auch »Heiße Kompressen«, Seite 49). Die Kompresse 5 Minuten aufliegen lassen und das Ganze mehrmals täglich wiederholen.
Tip: Menschen, die auf Arnika allergisch reagieren, können zu Bachblüten greifen. Lassen Sie sich in der Apotheke ein (verdünntes) Fläschchen *Crap Apple* zubereiten, geben Sie 25 Tropfen auf ein kleines Glas Wasser, und reinigen Sie damit die betroffenen Hautstellen. Zusätzlich morgens und abends 6 Tropfen direkt auf die Zunge geben und einnehmen.

Am sichersten und tiefgreifendsten aber hilft erfahrungsgemäß eine Behandlung nach klassisch-homöopathischem Prinzip.
Akne ist auch ein Problem des Aussehens und belastet somit die Psyche. Gerade Jugendliche, die ohnehin Probleme mit ihrem Selbstbewußtsein haben, sind am stärksten betroffen. Der Weg zum Arzt endet dann meist bei der Cortisonsalbe. Damit wird die Haut zugeschmiert, die Symptome verschieben sich, und die Folge sind zum Beispiel Bauchschmerzen, die niemand mehr mit dem eigentlichen Problem, der Akne, in Verbindung bringt. Und am schlimmsten: In den meisten Fällen klingt die Akne noch nicht einmal ab; häßliche Vernarbungen entstehen, die den Menschen ein Leben lang kennzeichnen.
Eine klassisch-homöopathische Behandlung orientiert sich immer am Gesamtbild des erkrankten Menschen und wird nicht nur die Symptome – wie den Akne-Ausschlag – abklingen lassen, sondern an der Ursache ansetzen und so eine tiefgehende Heilung bewirken (siehe auch »Arnika und die Homöopathie«, Seite 77 ff.).

Entspannungsbäder mit Arnika

Die gesundheitsfördernde Wirkung von Kräuterbädern liegt vor allem darin begründet, daß heilkräftige Substanzen über die erwärmte Haut besonders gut aufgenommen werden können – denn durch die Wärme öffnen sich die Poren. Auch hier gilt wieder: Der Zusatz bestimmt, ob ein Bad entspannend oder anregend wirkt. Ein Arnikabad ist angebracht, wenn Sie nach einem anstrengendem Tag erschöpft sind oder aufgrund ungewohnter körperlicher Anstrengungen mit Muskelkater rechnen müssen, denn das Arnikabad entspannt und entkrampft die Muskulatur.

Anwendung
Zwei Eßlöffel Arnikatinktur auf ein Vollbad reichen aus, und Sie

werden sich bald wieder wohl fühlen! Sie können dem Bad auch einen Aufguß zusetzten; 500 bis 600 Milliliter sind ausreichend.
Wer selbst Arnika im Garten hat und dem Bad frische Kräuter zusetzen möchte, sollte diese unbedingt erst sorgfältig verlesen, um ganz sicher zu gehen, daß keine Larven der Arnikafliege vorhanden sind!
Tip: Die frischen Kräuter in einen Waschlappen geben und diesen mit einem Band zubinden. Den Waschlappen dann einfach ins heiße Wasser geben.
Warnung: Nach einem Arnikadampfbad nicht zusätzlich Arnikacreme auftragen! Zuviel Arnika auf einmal verträgt die Haut nicht.

Haarausfall

Da Arnika die Blutzirkulation anregt, hilft sie angeblich auch bei Haarausfall. Inwieweit sie tatsächlich wirkt, konnten wir nicht selbst nachprüfen, denn in unserer Familie gilt der Spruch: Wenn wir soviel Geld hätten wie Haare auf dem Kopf, wären wir steinreich ... Sicher ist, daß Arnika immer öfter in Haarwuchsmitteln zu finden ist.

Behandlung
Man nimmt eine Tinkturverdünnung von 25 Tropfen auf ein Glas Wasser und reibt damit morgens die Kopfhaut bzw. die kahlen Stellen ein.
Wichtig: Haarausfall kann seine Ursache in den verschiedensten Krankheiten haben, wie zum Beispiel Durchblutungsstörungen. Aus diesem Grund sollten Sie sich vorsichtshalber ausführlich untersuchen lassen.

Massage

Eine Massage tut der Seele gut und fördert unser körperliches Wohlbefinden. Dem gesunden Menschen kann sie helfen, gesund zu bleiben und sich zu entspannen, bei Krankheit kann sie unterstützend wirken, denn durch die Massage kann der Körper die heilkräftigen Substanzen, die im Öl oder der Creme vorhanden sind, besser aufnehmen. Das Arnika-Massageöl (siehe Seite 47) wirkt entspannend und wohltuend bei Nerven- und auch Muskelschwäche.
Eine Regel ist unbedingt und immer zu beachten: Massiert wird zum Herzen hin – das unterstützt den venösen Rückstrom und fördert zudem den Abfluß der Lymphe.

Überbelastete Füße

Ein warmes Fußbad bringt Linderung, wenn Sie den ganzen Tag laufen oder stehen mußten und sich Ihre Füße am Abend wie Blei anfühlen. Geben Sie einen Eßlöffel Arnikatinktur auf eine kleine Wanne mit warmem Wasser und baden Sie darin Ihre Füße.
Oder bitten Sie Ihren Partner um eine Fußmassage mit Arnika- oder Massageöl.

<u>So geht es</u>
Eine Massage sollte immer für beide entspannend und harmonisch sein. Also machen Sie es sich bequem, schalten Sie vielleicht sogar leise Musik ein und das Telefon ab. Derjenige, der massiert, sollte ein Handtuch auf seinen Schoß legen, damit die Kleidung nichts vom Massageöl abbekommt.
Das Öl immer erst auf die Handfläche geben, und ein bißchen warten, damit es sich anwärmen kann. Dann sanft auf dem Fuß verteilen.
Beginnen Sie mit den Zehen. Jeder einzelne Zeh wird sanft

gerieben. Vor allem das Nagelbett sollte massiert werden. Dann folgt der Fußballen. Streichen Sie mit sanftem Druck die Fußsohle zur Ferse hin aus. Später folgt der Rist bis hin zu den Fesseln. Massiert wird mit leichter Hand und gleichmäßigem Druck in kreisenden Bewegungen. Als krönender Abschluß werden die Waden fest durchgeknetet.
Auch für eine Fuß- oder Beinmassage gilt die Regel, daß grundsätzlich zum Herzen hin massiert werden muß, um den venösen Rückstrom zu unterstützen und den Abfluß der Lymphe zu fördern.

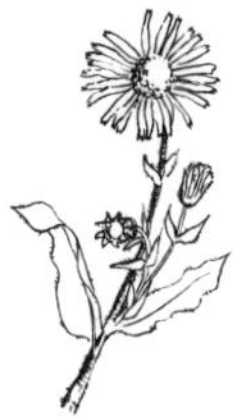

Arnika und die Homöopathie

Hahnemann und die Selbstversuche

Die uralte Tradition, Arnika bei den verschiedensten Leiden einzusetzen, veranlaßte Samuel Hahnemann, den Begründer der klassischen Homöopathie, vor gut 200 Jahren, dieses hochgelobte Hausmittel auch auf seine homöopathische Wirkung hin zu untersuchen. Das heißt, er prüfte Arnika nach dem homöopathischen Grundprinzip, daß ein Stoff, der bestimmte Symptome hervorrufen kann, diese Symptome im Krankheitsfall auch zu heilen vermag.

So bereitete er zusammen mit sechs Arztkollegen aus getrockneten Arnikablüten einen sehr starken Tee, den die Tapferen im Namen der Wissenschaft unverdünnt tranken. Danach warteten sie gespannt ab, was passieren würde. Die Wirkung blieb natürlich nicht aus. In ihren Aufzeichnungen berichteten die homöopathischen Pioniere von Rückenschmerzen »wie nach einem schweren Sturz«, Schmerzen in der Brust, als würde das Herz zusammengedrückt, Gelenkschmerzen und Schmerzen wie von einer Verrenkung. All dies sind tatsächlich Fälle, in denen man normalerweise Arnika einsetzt. Aber es kam noch schlimmer. Über Müdigkeit und Mattigkeit klagten die Prüfer, und daß der Körper sich anfühle wie zerschlagen; es kam zu Bluthusten und zu starken Gemütssymptomen. Sogar von »Brennen im Gehirn« wird berichtet, des weiteren von Gedächtnisverlust, Zerstreutheit, Angst vor dem Tod und vor allem von einer enormen Furcht, berührt zu werden.

So machten sich die Ärzte im Versuch am eigenen Leibe ein abgerundetes Bild des Wirkungsspektrum der Arnikapflanze. Auch heute noch werden, ähnlich wie es damals Hahnemann machte, immer wieder neue Pflanzen, Mineralien, Metalle und andere Stoffe auf ihre Wirkung an Menschen getestet, bevor sie weiter homöopathisch aufbereitet werden. Die Homöopathie verfügt dadurch inzwischen über mehrere hundert gut geprüfte Arzneimittel, deren Wirkungs- und Anwendungsbereich in der wissenschaftlichen homöopathischen Fachliteratur, der »Materia Medica«, genau beschrieben ist.

Kleine Wunder

Trotz dieses gesammelten Wissens ist und bleibt die Homöopathie bei der konkreten Anwendung ein schwieriges Fachgebiet. Zwar erlebt man in seiner homöopathischen Praxis immer wieder kleine Wunder; wer jedoch von den homöopathischen Arzneien »Wunder« erwartet, wird enttäuscht sein. Die Mittel können auch schwere und schwerste Leiden heilen, aber eben nur unter der Voraussetzung, daß man sie nach dem homöopathischen Grundprinzip »Similia similibus curentur« (Ähnliches soll mit Ähnlichem geheilt werden) einsetzt.
Dieses Ähnlichkeitsgesetz besagt, daß man eine Krankheit durch eine Substanz heilen kann, die bei einem gesunden Menschen die gleichen Symptome hervorrufen würde. Die Kunst bei der Therapie ist es – unter Berücksichtigung des kompletten Krankheitsbildes und der vorherrschenden Gemütssymptome – jenes Mittel zu finden, das in seiner Wirkung dem Bild, das der Kranke abgibt, genau entspricht. Leider nimmt es mancher Therapeut oder manches Pharmaunternehmen mit diesem obersten Gebot der Homöopathie nicht immer sehr genau. Und leider bleibt dann als Folge ein positives Resultat meist auch aus.

Homöopathie ist Energie

Bevor wir zum breitgefächerten Spektrum der homöopathischen Anwendung von Arnika kommen, möchten wir kurz auf die Wirkung der Homöopathie überhaupt eingehen. Zuviel Un- und Falschwissen besteht über diese Heilmethode, als daß die vielen offenen Fragen hier unbeantwortet bleiben sollten.
In den Arzneien, wie sie die klassische Homöopathie verschreibt, ist vom Ausgangsstoff – in diesem Fall der Arnika – zumindest in den höheren Potenzen kein einziges Molekül mehr übrig. Die Vorstellung, daß man mit so etwas heilen kann, ist für uns im Abendland lebende Materialisten natürlich beinahe eine Zumutung. Trotzdem zeigen die Mittel ihre Wirkung, auch bei Säuglingen und Tieren, wo ein Placeboeffekt ausgeschlossen werden kann. Wie ist das möglich?
Das zu verstehen, erfordert zum einen eine differenzierte Sicht des Begriffs Krankheit und zum anderen Kenntnis über die Technik des Potenzierens.

Krankheit im Sinne der Homöopathie
Zum Verständnis der Homöopathie muß zwischen zwei Arten von *Krankheit* unterschieden werden. Es gibt auf der einen Seite Krankheiten, wo solch massive Schäden an einem oder mehreren Organen vorliegen, daß der Körper sie selbst nicht mehr beheben kann. Jegliche Selbstheilungskraft ist erloschen, der Mensch – oder das Tier – würde ohne Hilfe sterben. Das ist die Domäne der Schulmedizin, die in diesem Bereich große Erfolge vorzuweisen hat.
Andererseits gibt es auch eine Vielzahl von Krankheiten, die man als Regulierungsprozeß betrachten kann. Hier reagiert der Körper auf einen krankmachenden Reiz, zum Beispiel ein Virus, das das innere Gleichgewicht ins Wanken gebracht hat. Was sich hier an Krankheitssymptomen zeigt, ist kein Zustand des Verfalls – im Gegenteil, hier wehrt sich der Körper aktiv, und deshalb sind in diesem Fall die Krankheitssymptome als Beginn der Heilung zu werten.

Heilung ist ein dynamischer, energetischer Prozeß, der bei jedem Menschen individuell verschieden abläuft. Homöopathische Arzneimittel erzielen ihre Wirkung deshalb, weil sie gerade in diesem energetischen Bereich ihren Einfluß nehmen.

Das Potenzieren

Die Technik des Potenzierens, von Hahnemann entwickelt, macht es möglich, die rohe Droge durch *Verreibung, Verdünnung* und *Verschüttelung* bis auf ihre energetische Grundstruktur zu reduzieren – ein Prozeß, für den Albert Einstein mit seiner Relativitätstheorie Anfang dieses Jahrhunderts auch die wissenschaftliche Grundlage lieferte. Nicht die von Kritikern oft belächelte Verdünnung allein macht die Arznei homöopathisch wirksam, sondern die Kombination von Verreibung, Verdünnung und Verschüttelung. Dies ist ein sehr langwieriger Herstellungsprozeß, durch den sich Masse in Energie verwandelt.

Eine Heilung mit homöopathischen Mitteln kann nur erfolgen, wenn nach dem Ähnlichkeitsgesetz therapiert wird: Die zugeführte *Energie*, in Form eines homöopathischen Arzneimittels, muß von gleicher Qualität sein wie die Energie, die der Kranke selbst schon zu seiner Heilung erzeugt. Sonst unterstützt sie nicht, sondern bleibt ohne Wirkung oder hat sogar eine störende Auswirkung auf die angestrebte Heilung. Ein Auto mit Dieselmotor bringt ja auch keine Leistung, wenn man es mit Benzin volltankt!

Ratschläge für die Anwendung homöopathischer Arzneien

Homöopathische Arzneimittel sind Energieträger, die man als Streukügelchen (Globuli), Tabletten oder Tropfen in Apotheken kaufen kann.
Leider werden unter der Bezeichnung »homöopathisch« auch viele Produkte angeboten, die mit der Homöopathie im klassischen Sinne nichts zu tun haben. So gibt es zum Beispiel Cre-

mes, die mit irgendwelchen Tinkturen versetzt sind, die nicht ein einziges Mal verschüttelt wurden, und die dann unter der Bezeichnung »homöopathisch« in den Handel kommen – wobei allein schon die symptombezogene Anwendung als Creme der klassischen homöopathischen Behandlungsweise widerspricht. Oder es gibt sogenannte Komplexmittel, die zwar aus verschiedenen homöopathisch aufbereiteten Mitteln zusammengestellt sind, aber in einer solchen Kombination nie an Menschen getestet wurden. Einige dieser Komplexmitteln enthalten sogar Komponenten, die sich überhaupt nicht miteinander vertragen.

Wer sich seriös homöopathisch selbst behandeln oder einem Therapeuten zu Rate ziehen will, sollte darauf achten, daß die Regeln der klassischen Homöopathie eingehalten werden. Das heißt:

- Es wird immer nur *eine* homöopathische Arznei eingesetzt und nicht mehrere gleichzeitig.
- Nicht nur ein Symptom, sondern die Gesamtheit des Beschwerdenbildes bestimmt die Wahl des Mittels.

Was sind Potenzen?

Die homöopathischen Arzneien gibt es meist als Globuli oder als Tabletten zu kaufen. Dabei ist auf der Verpackung immer ein Potenzierungsgrad angegeben, meistens mit der Bezeichnung »D« oder »C«, gefolgt von einer Zahl. Bei den D-Potenzen (D = Dezimal) kommen zu einer Maßeinheit Urtinktur neun Maßeinheiten Alkohol. Die Urtinktur wird also in zehnfacher Verdünnung verschüttelt, jeweils mit hundert kräftigen Schlägen. Bei den C-Potenzen (C = Centesimal) erfolgt die Verschüttelung in hundertfacher Verdünnung, was bedeutet, daß auf eine Maßeinheit der Urtinktur 99 Maßeinheiten Alkohol kommen. So entsteht die erste Potenzierung eines Mittels. Von dieser ersten Potenzierung wird wieder eine Maßeinheit entnommen und mit den entsprechenden Maßeinheiten Alkohol hundertmal verschüttelt, wodurch man die zweite Potenzierung erhält, und so weiter. Die Zahl hinter dem Buchstaben (zum Beispiel D 8) gibt an, wie oft der Verdünnungs-

und Verschüttelungsvorgang ausgeführt wurde. Je höher die Zahl, desto höher der Potenzierungsgrad und damit die energetische Wirkungskraft des Mittels. Bei oberflächlichen Beschwerden reichen zur Selbstbehandlung die tiefen Potenzen (D 6, D 12) aus.

Bei den Folgen akuter Verletzungen, wie Prellungen, Quetschungen, blauen Flecken oder Blutungen, nimmt man am besten eine tiefere D-Potenz, D 6 oder D 12. Sind die Beschwerden, bei denen Arnika angezeigt ist, auch von den für Arnika typischen *Gemütserscheinungen* begleitet, empfiehlt sich die höhere, energiereichere Potenz D 30.

Bei akuten Beschwerden nimmt man von der betreffenden Arznei alle zwei Stunden 5 Globuli oder 1 Tablette in den Mund und läßt sie unter der Zunge zergehen. In Notfällen kann die Einnahme auch jede halbe Stunde oder alle 15 Minuten erfolgen. Wichtig ist, daß, sobald eine Besserung bemerkt wird, keine weitere Einnahme erfolgt. Erst wenn ein Rückfall auftritt, sollte man die Behandlung fortsetzen.

Kaffee, Pfefferminze und ätherische Öle können die Wirkung homöopathischer Arzneien stören oder aufheben. Sie sind deshalb nach der Einnahme zu meiden. Das gilt übrigens auch für pfefferminzhaltige Kaugummis sowie zum Beispiel für Chinaöl, Erkältungsbäder und Sportsalben, die Menthol, Eukalyptus und ähnliche Stoffe enthalten.

Natürlich zu heilen verlangt natürlich zu leben

Wer sich selbst homöopathisch behandelt, oder sich therapieren läßt, bedient sich der Heilungskräfte, die uns die Natur zur Verfügung stellt. Da die Natur uns gnädig ist, sollten wir uns ihr gegenüber auch rücksichtsvoll verhalten und ihre Gesetze befolgen.

Wer sich durch falsche Ernährung oder negative Gedanken ständig vergiftet, der reduziert und zerstört das ihm gegebene Selbst-

heilungspotential. Wer mehr von sich nehmen will, als er hat, oder anders sein möchte, als er ist, erschöpft seine physischen und psychischen Reserven.
Die erfolgreiche Behandlung durch Homöopathie hängt wesentlich davon ab, wie naturgerecht wir mit uns selbst und mit anderen umgehen. Wer die Herausforderung des Lebens nicht ernst nimmt, kann auch bei der Heilung keine Erfolge erwarten.

Von Kopf bis Fuß: Arnika

Wenn man Arnika aus homöopathischer Sicht betrachtet, drängt sich ein faszinierendes und ungeheuer spannendes Gesamtbild auf. Man spürt die Ausmaße, die Verletzungen in uns anrichten können, und das nicht nur auf körperlicher Ebene. Auch die Psyche wird oft in dieses traumatische Geschehen mit hineingezogen und kann dabei tief verwundet werden.
Das Schöne und fast Unglaubliche ist, daß sich auch diese nichtkörperliche Ebene mit homöopathischen Hoch- und Höchstpotenzen behandeln läßt. Dort, wo die materielle Wirkung der Arnika an ihre Grenzen stößt, setzt die energetische Form dieser Pflanze ihre heilende Arbeit fort. Allerdings soll man die Therapie krankhafter Gemütssymptome unbedingt einem klassischen Homöopathen überlassen! Eine falsche Behandlung mit solchen Hochpotenzen kann nämlich unter Umständen zu gravierenden Verschlimmerungen führen.
Betrachten wir doch einmal den Patienten, der seiner Symptomatik nach Arnika braucht. In der Fachliteratur ist dieser Patient von vielen berühmten Homöopathen genau beschrieben worden. Hier nur einige sprechende Zitate:
Er ist »mürrisch, will in Ruhe gelassen werden, man soll nicht mit ihm reden«, schreibt Prof. Dr. James Tyler Kent. »Aus zwei Gründen soll man ihm nicht nahekommen. Erstens, weil er sich bei seinem geistigen Zustand nicht unterhalten mag, und zwei-

tens, weil er seiner großen körperlichen Schmerzen wegen nicht berührt werden will.«[4]

Und Dr. E. B. Nash nennt als charakteristisches Kennzeichen: »Alles, worauf er liegt, scheint ihm zu hart. Er muß die Lage ändern, um Erleichterung zu finden. Dies geschieht infolge des Gefühls von Schmerz, als ob er überall zerschlagen wäre.«[5]

Akut- und Konstitutionsmittel

Für seine Umgebung ist der Mensch, dessen Verletzungsschmerz im Körper wuchert oder an der Seele nagt und der deshalb Arnika braucht, also nicht gerade ein gemütlicher Patient.

<u>Beschwerden auf der rein körperlichen Ebene</u>

Wenn sich die Beschwerden nur auf der körperlichen Ebene abspielen, wie nach einem Unfall, finden wir unter dem Arnikatypus in den meisten Fällen einen gereizten Patienten vor. Ein anderer wäre unter denselben Bedingungen vielleicht eher weinerlich oder würde Trost und Nähe suchen. Der Arnikapatient aber will einen zu direkten Kontakt verhindern und versucht, sich von seiner Umgebung abzukapseln. Er flucht vielleicht, was er sonst nicht machen würde, ist jähzornig, nichts paßt ihm. Dies sind alles Reaktionen, die man erwarten kann, wenn sich der Arnikatyp durch einen Schlag oder Stoß am Körper verletzt hat. Die wunde Stelle schmerzt, und er versucht – koste, was es wolle – zu verhindern, daß ihm an gleicher Stelle noch mehr Schmerz zugefügt wird.

<u>Beschwerden auf der emotionalen Ebene</u>

Arnika kann jedoch auch angezeigt sein, wenn der Schlag nicht materiell, sondern emotionaler Art war. Wenn jemand von einem plötzlichen Schock getroffen wird, zum Beispiel durch Schreck, Ärger oder einen finanziellen Verlust, können sich sogenannte Gemütssymptome entwickeln, die denen auf der körperlichen Ebene oftmals ganz ähnlich sind. Der Betroffene kann zum Beispiel mit schrecklichen Todesängsten zu kämpfen haben, die ihn nachts hochfahren lassen, wenn sich die »Unfallbilder« im Traum wiederholen. Bei diesem Patienten hat sich der Schmerz auf tiefer Ebene manifestiert, und treibt von da aus sein Unwesen. Dieser geplagte Mensch braucht Arnika als Konstitutionsmittel in Hochpotenz, aber nur unter therapeutischer Begleitung eines erfahrenen Homöopathen.

Prellung, Quetschung, blaues Auge

Daß Arnika an erster Stelle ein Heilmittel bei Verletzungen ist, kann man an vielen Stellen in diesem Buch nachlesen. Wenn eine solche Verletzung von dem Gefühl begleitet wird, am ganzen Körper wund und zerschlagen zu sein, kann man sich mit Sicherheit auf die Wirksamkeit der Arnika in homöopathischen Kügelchen verlassen. Einige Gaben Arnika in der Potenz D 30 werden schon nach kurzer Zeit Erleichterung bringen, ohne daß man die verletzte Stelle äußerlich behandeln muß.
Verletzungen, die sozusagen nach Arnika schreien, sind Prellungen und Quetschungen. Auch wenn man sich in der Hitze eines Gefechts ein blaues Auge geholt hat, ist der Bergwohlverleih häufig angezeigt, obwohl hier Ledum möglicherweise das besser geeignete homöopathische Heilmittel ist.

Offene Wunden brauchen andere Mittel

Es muß beachtet werden, daß Arnika hauptsächlich bei Verletzungen wirkt, wo Blut ins Gewebe austritt, wie das bei Prellungen der Fall ist. Bei offenen Wunden, wo das Blut frei fließt, ist Arnika in homöopathischer Aufbereitung weniger indiziert.
Bei Schnittwunden ist Staphisagria das erste homöopathische Mittel der Wahl. Stichwunden, die zum Beispiel auftreten, wenn man in einen rostigen Nagel tritt oder sich an Stacheldraht verletzt, verlangen zuerst nach Ledum. Dieses Mittel beugt auch einer möglichen Tetanusinfektion vor.

Rißwunden, wo das Bindegewebe grob verletzt ist, heilen am besten unter Einfluß von Calendula, der homöopathischen Aufbereitung der Ringelblume. Bei derartigen Verletzungen sollte zuerst Ringelblumensalbe aufgetragen werden.
Bei massiven Blutungen, die nicht gestillt werden können, kann Phosphor im Notfall lebensrettend sein, bis medizinische Hilfe eintrifft.

Gehirnerschütterung

Arnika gilt als erstklassiges Mittel bei Gehirnerschütterung. Aber die Homöopathie wäre nicht Homöopathie, wenn es auch hierzu keine Einschränkungen gäbe. *Ein Homöopath behandelt nun mal den Patienten und nicht nur seine Krankheit!*
Arnika ist bei Gehirnerschütterung dann angezeigt, wenn die Kopfschmerzen von Hitze oder Kälte in verschiedenen Teilen des Kopfes begleitet sind oder wenn Kopf und Gehirn sich warm anfühlen und der Körper weiter kühl ist. Typisch für Arnika ist außerdem eine extreme Empfindlichkeit gegenüber Berührung oder Bewegung des Kopfes. Geben Sie in diesem Fall Arnika D 30, und lassen Sie den Patienten unverzüglich vom Arzt untersuchen.

Nasenbluten

Die Neigung zu Blutungen und blauen Flecken zieht sich durch das ganze Arnikabild hindurch. Auch bei Nasenbluten ist Arnika manchmal angezeigt, wenn die Blutungen bei jedem Hustenanfall auftreten und das Blut eine dunkelrote Farbe hat. Klagt der Patient zu diesen Symptomen auch noch über eine kalte Nasenspitze oder ein wundes Gefühl in der Nase, wird Arnika (D 6 oder D 12) bestimmt helfen.

Arnika in der Zahnarztpraxis

Uns hat einmal jemand von seiner Enttäuschung über Arnika erzählt, die »angeblich auch bei Zahnproblemen helfen sollte«. Da er schon eine Woche vorher wußte, daß er einen Zahn gezogen bekommen würde, nahm er zur Vorbeugung möglicher Komplikationen während der ganzen Woche jeden Tag mehrere Gaben Arnika in einer Tiefpotenz von D 2 oder D 4 ein.
Im Behandlungszimmer ging dann das Theater los. Der Zahnarzt hatte den faulen Zahn kaum richtig in die Zange genommen, da schoß auch schon ein Blutstrahl wie eine Fontäne hoch. Arztkittel und das eigene Hemd färbten sich dunkelrot und erst mit viel Mühe gelang es, die Blutung zu stillen.
In diesem Fall hat Arnika die Blutung nicht wie erhofft vermindert, sondern sogar noch verstärkt, denn durch zu viele Gaben in zu niedrigen Potenzen wurde so etwas wie eine Arnikavergiftung (Prüfungssymptome) herbeigeführt.
Der Vorfall zeigt eindeutig, wozu eine falsche Anwendung der Arznei führen kann. Ein homöopathisches Mittel in solch einem Fall vorbeugend einzusetzen ist auch deshalb unsinnig, da man vorher nie genau weiß, wie der Körper auf die zugeführte Verletzung reagieren wird.

Prüfungssymptome

Die starke Blutung im oben genannten Fallbeispiel trat auf, weil der Mann Arnika in zu tiefer Potenz zu lange eingenommen hatte. Da die tiefen D-Potenzen (D 2 oder D 4) einen relativ hohen Anteil des Rohstoffes und relativ wenig der Energie enthalten, kann es bei empfindlichen Personen zu »Prüfungssymptomen« kommen; das heißt, es treten die Beschwerden auf, die der Stoff in homöopathisch aufbereiteter Form zu heilen vermag. Und da Blutungen für Arnika nun mal charakteristisch sind, war der Blutstau beim Patienten vorhersehbar.

Zahnextraktion

Arnika soll man *nach* einer Zahnbehandlung nur dann einnehmen, wenn es zu einem Blutaustritt ins Gewebe gekommen ist, wie das beispielsweise bei einer Zahnextraktion der Fall ist. Hier sollte Arnika D 6 oder D 12 jede halbe Stunde genommen werden, bis die Schmerzen nachlassen.
Falls die Blutung jedoch weiterhin anhält, sollte man zu Phosphor wechseln.

Zahnschmerzen

Nicht nur nach zahnärztlicher Behandlung ist Arnika bei den oben genannten Beschwerden das richtige Heilmittel. Man kann es ebenfalls nehmen, wenn nach einer Füllung Schmerzen entstehen oder wenn es sich um Zahnschmerzen handelt, die nach einem Schlag oder Stoß zurückbleiben.
Auch hier ist Arnika D 6 oder D 12 zu empfehlen, jede halbe Stunde eingenommen, bis die Schmerzen nachlassen.

Herzinfarkt und Angina pectoris

Ein wichtiges Leitsymptom, das auf Arnika hindeutet, sind stechende Schmerzen im Brustbereich. Oft treten diese zusammen mit Atembeschwerden auf. Sie können ein Hinweis sein, daß das Herz unzureichend mit Sauerstoff versorgt wird, zum Beispiel bei einem Herzinfarkt oder Angina pectoris. Dies sind selbstverständlich keine Beschwerden, die sich für eine Selbstbehandlung eignen. Hier ist ärztliche Hilfe dringend geboten. Bis jedoch ein Arzt zur Stelle ist, kann Arnika D 30 die Schmerzen vorübergehend lindern und dem Patienten die schreckliche Angst nehmen.

Husten und Keuchhusten

Auch bei Husten, der mit einer Herzkrankheit in Verbindung steht, ist Arnika als Heilmittel angezeigt, vor allem, wenn dieses Husten bei dem Patienten blutunterlaufene Augen hervorruft. Oft hält der Patient die Brust mit beiden Händen, um Schmerzen zu vermeiden.

Wenn ein Kind immer hustet, nachdem es geweint hat – weil man ihm zum Beispiel ein Spielzeug weggenommen hat oder es sich schlecht behandelt fühlt –, kann eine Gabe Arnika in Hochpotenz ebenfalls Wunder wirken. Das gleiche gilt bei Keuchhusten, wo das Kind vor jedem Anfall weinen muß.

Überhaupt sind die Atemwege ein Gebiet, wo mit Arnika einiges in Ordnung gebracht werden kann, so zum Beispiel auch im Falle einer Atemstörung bei Neugeborenen (Asphyxia neonatorum), wenn die Kinder direkt nach der – meist schweren – Geburt bläulichrot aussehen.

»Schnelles Treppensteigen unmöglich«

Die englische Homöopathin Margaret L. Tyler erzählt von einem Briefwechsel mit einem Patienten: »Er war Arzt und schrieb, daß er seit mehr als einem Monat *große Schwierigkeiten mit der Atmung* habe, und zwar *seit einem 80-Yards-Lauf.* Nachts wache er stets ›mit beängstigender Brustbeengung‹ auf. Wegen einer Herzschwäche rechne er mit seinem baldigen Ende ... ›Beine schwer; nicht ganz klar im Kopf; schnelles Treppensteigen unmöglich ...‹ Ich empfahl ihm Arnika einzunehmen, und er schrieb zurück: ›Arnika hatte den gewünschten Effekt! Alle Symptome verschwanden nach 48 Stunden. Es geht mir jetzt sehr gut.‹«[6]

Harnverhaltung nach Anstrengung

Wenn man sich das Arnikabild im ganzen vor Augen führt, stellt man fest, daß die Arznei immer dort ihre Wirkung entfaltet, wo als Folge grober Gewalt Schäden entstanden sind. Meist sind es heimtückische Schäden, die sich nicht offen zeigen, sondern sich nagend, drückend, schmerzend im Inneren manifestieren.

So kann es auch passieren, daß jemand nach großer Anstrengung, Überarbeitung oder nach einer Verletzung plötzlich nicht mehr Wasser lassen kann. Auch hier zeigen sich die Beschwerden wieder auf eine verborgene Art und Weise. Arnika D 30, alle zwei Stunden eingenommen, kann den Harnfluß wieder in Gang bringen.

Schwangerschaft und Geburt

Arnika ist ein großartiges Mittel in der Schwangerschaft, besonders wenn die Bewegungen der Frucht bei der Frau Schmerzen oder Erbrechen auslösen. Arnika D 30 kann die Beschwerden lindern. War die Geburt schwierig und schmerzhaft und erholt sich die Mutter nur langsam, wird Arnika die Rekonvaleszenz beschleunigen. Wenn die Frau beim Stillen Schmerzen in der Gebärmutter verspürt, kann Arnika helfen, obwohl in diesem Fall andere Mittel, wie Secale, Silicea oder Chamomilla, möglicherweise vorzuziehen sind. Hier wird der Homöopath das richtige Mittel wählen.

Arnika und Sexualität

Patienten, die sich in einem Zustand befinden, der Arnika als Heilmittel anzeigt, sind in den ersten Krankheitsstadien oft sexuell übererregt. Der griechische Homöopath G. Vithoulkas hat sich intensiv mit diesem Phänomen beschäftigt. Die Leidenschaft des männlichen Arnika-Typus ist schnell geweckt, »während gleichzeitig die Fähigkeit schwindet, die Erektion über längere Zeit aufrechtzuerhalten«, schreibt er in seiner *Materia Medica Viva*, einem modernen Standardwerk der klassischen Homöopathie. »Die Übererregung kann zu vorzeitigem Samenerguß führen. Schon beim Umarmen und Küssen kann es zum Orgasmus kommen.«[7]

Angst vor Vergewaltigung

Der Träger des alternativen Nobelpreises für Medizin, der griechische Homöopath G. Vithoulkas, nennt Arnika ein Hauptmittel für Frauen, die unter einer krankhaft gesteigerten Furcht leiden, vergewaltigt zu werden. »Das Charakteristikum von Arnika, der springende Punkt dieser Furcht ..., besteht in der absoluten Unerträglichkeit der Vorstellung, daß etwas in ihren Körper eindringt ...« Nicht ein vermindertes sexuelles Verlangen ist für Arnika-Frauen typisch, sondern die extreme Furcht vor einer Penetration.[8]

Bei Arnika-Frauen kann unter Umständen eine starke Überempfindlichkeit der Sexualorgane auftreten. Beim Geschlechtsverkehr kann die Frau so ängstlich werden, daß sie letztendlich ganz und gar auf sexuellen Verkehr verzichten möchte – nicht weil sie kein Interesse hätte, sondern aus Furcht vor der Penetration. Vithoulkas hat beobachtet, daß diese Angst so extrem werden kann, daß sogar die Benutzung von Tampons geradezu unmöglich wird. Auch hier sei wieder die Abscheu vor der Vorstellung, daß etwas in sie eindringt, wesentlich, und nicht ein wirklich empfundener Schmerz.[9] Die Behandlung solcher Fälle muß natürlich einem erfahrenen Therapeuten überlassen werden.

Die empfindliche Gichtzehe

Obwohl Arnika in erster Linie als schnell wirkendes Akutmittel bei Prellungen, Quetschungen, Blutergüssen und blauen

Flecken verabreicht wird, kann sie auch in bestimmten chronischen Krankheitsfällen, wie zum Beispiel bei lange bestehender Gicht, Nutzen bringen. So wird in der homöopathischen Literatur[10] des öfteren der Fall eines Großvaters beschrieben, der in ständiger Sorge lebt, daß sein Enkel ungestüm auf ihn zurennen und die höchst schmerzhafte Gichtzehe berühren könnte. »Junge, Junge, bleib mir ja vom Leib!« ruft er, sobald sich das Kind auf ihn zubewegt. »Verabreichen Sie ihm eine Gabe Arnika«, heißt es dann, »und er wird den Kleinen auf sich herumturnen lassen.«

Den Fuß schütteln

Zum Schluß noch ein Tip. Falls Sie den Fuß mal so arg vertreten haben, daß sich einige Fußknochen leicht verschoben haben, nehmen Sie zuerst einige Gaben Arnika D 12 oder D 30. Wenn Sie danach Erleichterung verspüren, werden Sie bitte nicht übermütig und belasten den Fuß gleich wieder. Schütteln Sie ihn erst einige Male, damit die Knochen wieder in ihre ursprüngliche Lage kommen. Arnika wird dann den Rest erledigen.

Die Suche nach dem Homöopathen Ihres Vertrauens

Was Homöopathen betrifft, kursiert oft die irrige Annahme, ein homöopathischer Arzt sei besser als ein Heilpraktiker, der klassische Homöopathie betreibt. Doch Ärzte, die nebenbei auch homöopathisch arbeiten, können den enormen Zeitaufwand der klassischen Homöopathie oft gar nicht betreiben und behandeln deshalb mit homöopathischen Mitteln eher in der Art der Schulmedizin. Es gibt aber auch Heilpraktiker, die vorgeben, homöopathisch zu behandeln, ohne die Qualifikation dazu zu besitzen und die letztlich ebenfalls nichts anderes tun, als Jagd auf Symptome zu machen.

Weder Ärzte noch Heilpraktiker erlernen während ihres Studiums automatisch die Homöopathie. Solch eine Fachausbildung ist langwierig und erfordert sehr viele Kenntnisse. Wenn Sie einen Homöopathen suchen, legen Sie Ihr Augenmerk weniger auf die Frage, ob er Arzt oder Heilpraktiker ist, als darauf, wie er behandelt und ob er eine spezifisch homöopathische Ausbildung hat.
Im Anhang finden Sie Adressen von einigen homöopathischen Vereinigungen. Dort hilft man Ihnen gerne, einen guten und zuverlässigen Behandler in Ihrer Nähe zu finden.

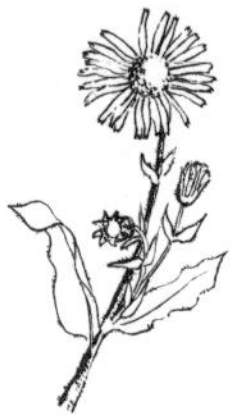

Arnika in der Tiermedizin

Im Grunde gilt die Regel: *Alles, was beim Menschen hilft, kann auch beim Tier angewendet werden.* Was die Arnika betrifft, findet sich in der Tierheilkunde sogar noch einiges mehr an Anwendungsmöglichkeiten.

Indikationen und Dosierungsvorschläge

Äußere Anwendung
Verrenkungen, Quetschungen, Verstauchungen, Verletzungen, schlecht heilende und eiternde Wunden, Anschwellungen, Entzündungen, Entzündungen des Gesäuges.

Einnahme der verdünnten Tinktur oder
homöopathische Einnahme
Lähmungen, Krämpfe; Durchfall; akuter oder chronischer Rheumatismus; Dummkoller und verschleppte Druse des Pferdes; Entzündungen, darunter auch Lungenentzündung und Nervenentzündungen; Folgen von äußerer Gewalt, angefangen von Stoß- oder Wundverletzungen bis hin zu chirurgischen Eingriffen oder Ziehen der Zähne; Schwellungen, Gehirnerschütterungen, Epilepsie nach Kopfverletzungen; Wundfieber, Geschwüre; Milchmangel, Blutungen, Verletzungen der Mutterscheide oder der Gebärmutter nach schwerer Geburt; Satteldruck.

Dosierung bei Aufgüssen

Der Aufguß wird in einem Verhältnis von 1 Liter Wasser zu 30 Gramm Droge bereitet. Da man Aufgüsse immer frisch zubereitet anwenden sollte, richtet man sich bei der Menge nach der Größe des Tieres und der Art der Verletzung. Aufgetragen werden kann alle 2 bis 3 Stunden, in Notfallsituationen auch öfter.

Dosierung bei der Tinktur

Die Dosierung der Tinktur *zur äußeren Anwendung* ist 1 Teil Tinktur auf 3 bis 5 Teile Wasser. Angewendet wird alle 1 bis 2 Stunden.

Die Dosierung der Tinktur *zur Einnahme* hängt von der Größe des Tiers ab. Auch für das Tier gilt: Die Tinktur immer verdünnen und den Tierarzt oder Tierheilpraktiker zu Rate ziehen.

Fallbeispiel

Unser Kater Joris hatte über mehrere Jahre hinweg einen äußerst empfindlichen Magen. Er fraß nur mit Unlust, war immer dünner als die anderen Katzen, mußte oft erbrechen und roch übel aus dem Maul. Eines Tages hatten wir die Idee, es einmal mit Arnika zu versuchen. Wir gaben ihm morgens und abends etwas Milch, mit Wasser verdünnt und zwei Tropfen Arnikatinktur, das Ganze über einige Wochen hinweg. Danach ging es ihm sichtlich besser, und er mußte sich auch nicht mehr so oft übergeben.

Wichtig: Katzen sollten Milch ausschließlich mit Wasser verdünnt bekommen!

Schafe lieben Arnika!

Während Kühe Arnika zu Recht verschmähen, denn zuviel davon ruft bei ihnen Harnblutungen hervor, lieben Schafe, Ziegen und Gemsen das Arnikakraut geradezu.

Anwendungen

Frische offene Wunden

Nicht nur bei kleineren, auch bei größeren Wunden, die beim Tier in der Regel vereitern, kann man beobachten, wie sich durch die Einnahme von Arnika das Blutserum verdichtet und die Wundränder ohne jegliche Eiterbildung verkleben.
Äußerlich angewendet desinfiziert Arnika, wirkt der Eiterbildung entgegen und fördert den Heilungsprozeß. Frische offene Wunden werden heutzutage fast immer mit Jodtinktur desinfiziert. Früher bevorzugte man in solchen Fällen Arnikatinktur, und heute kann man in vielen Büchern wieder lesen, daß sie der Jodtinktur vorzuziehen sei. Aber nicht vergessen: Wenn Sie Arnikatinktur zur Wundbehandlung nehmen, unbedingt verdünnen! Am besten im Verhältnis 1 : 5.
Wichtig bei der Wundbehandlung ist zuerst einmal, daß man offene Wunden immer ausbluten lassen sollte (nicht auswaschen!). Durch das Ausbluten reinigt sich die Wunde von selbst, und auf diese Weise wird einer möglichen Tetanusinfektion vorgebeugt. Verblutungsgefahr besteht nur dann, wenn hellrotes Blut pulsierend aus einer Wunde herausspritzt. In diesem Fall sofort abbinden oder einen Druckverband anlegen und den Arzt oder Heilpraktiker rufen!
Homöopathische Arnikagaben, D 4 oder D 6, viertelstündlich, sind zusätzlich angebracht, bis eine Besserung eintritt.

Nässende eiternde Wunden

Wunden, die nicht heilen wollen, nässen und eitern, sollten mit Arnika behandelt werden. Dank der antiseptischen, entzündungshemmenden Wirkung der Arnika wird die Heilung schnell vorangehen.

Nicht vergessen: Eiternde Wunden heilen schneller, wenn man zwischendurch Luft und Sonne an sie heranläßt!

Behandlung
Bereiten Sie aus $^1/_2$ Teelöffel Arnikatinktur und einem Glas Wasser eine Verdünnung, mit der Sie einen sehr sauberen Lappen tränken, der dann auf die Wunde gelegt wird.
Wichtig: Bei allen offenen und komplizierten Wunden auf äußerste Sauberkeit achten! Lappen nach Gebrauch am besten wegwerfen. Zusätzlich empfiehlt sich die Einnahme von Arnika in der Potenz D 6.
Ein anderes Rezept für Wundbäder und Umschläge ist eine Mischung aus je einem gehäuften Eßlöffel Arnika- und Kamillenblüten und Salbeiblättern. Die Drogen mit 2 Tassen kochendem Wasser übergießen und 10 Minuten ziehen lassen.

Zerrungen, Quetschungen, Schlagverletzungen und ähnliches

Derartige Verletzungen gehen meist mit Ödemen, Schwellungen und Blutergüssen einher. Blutergüsse sind Ansammlungen von Blut im Unterhautzellgewebe. Auch bei Tieren wirken in solchen Fällen feuchte Arnikaumschläge oder dicke Salbenverbände oft wahre Wunder. Leichter zu verabreichen ist Arnika jedoch homöopathisch verschüttelt.
Wichtig: Ob innerlich oder äußerlich angewendet – je schneller Arnika auf die Verletzung kommt, desto durchschlagender der Erfolg!

Behandlung
Äußerliche Anwendung: Man verdünnt die Tinktur 1 : 5, tränkt damit einen Lappen, den man auf die Verletzung auflegt, und umwickelt das Ganze mit einer Bandage, damit die Kompresse hält. Eventuell sind auch ein Gußverband oder regelmäßige Waschungen anzuraten.

Wenn Sie mit Arnikasalbe behandeln, dick einreiben und anschließend unbedingt einen Verband über die Wunde geben, damit die Salbe nicht gleich wieder abgeleckt wird.

Innerliche Anwendung: Die zusätzliche homöopathische Einnahme von Arnika D 6 (oder D 30, wenn das Tier offensichtlich leidet) ist empfehlenswert.
Hat man das homöopathische Mittel nicht zur Hand, kann man auch verdünnte Tinktur verabreichen, die man durch mindestens zehn kräftige Schläge verschütteln sollte. Halten Sie in diesem Fall Rücksprache mit dem Tierarzt oder Tierheilpraktiker.

Muskelzerrungen / Muskelfaserrisse

Muskelzerrungen sind auch für Tiere sehr schmerzhaft und bereiten oft langfristig Probleme. Sofort mit Arnika behandelt, können aber Schmerz und Blessuren überraschend schnell geheilt werden.

Behandlung
Am besten bereiten Sie eine Verdünnung 1:5, tränken damit ein Tuch und legen es locker auf die verletzte Stelle. Das Tuch mit Hilfe einer Bandage befestigen.

Myalgie nach Überlastung bei Pferden

Ist der Rückenmuskel nach Überlastung völlig verhärtet, läßt sich das gut mit Arnika beheben.

Behandlung
Am besten alle 2 Stunden Arnikasalbe (dick!) oder verdünnte Tinktur einmassieren.

Gesäugeentzündung / Gesäugeödem

Entzündungen oder Ödeme (Wassereinlagerungen im Gewebe) am Gesäuge entstehen durch hormonelle Veränderungen (Geburt, Scheinschwangerschaft usw.) oder durch das Eindringen eitererregender Bakterien in kleine und kleinste Wunden des Gesäuges. Die Bakterien wandern dann durch die Milchgänge und rufen Entzündungen und einen Milchstau hervor.
Ob bei Stuten, Kühen oder Kleintieren, Entzündungen am Gesäuge können gut mit Arnika behandelt werden.
Wichtig: Man sollte schon bei den ersten Anzeichen (Rötung, Hitze, Lecken am Gesäuge) mit der Behandlung beginnen.

Behandlung
Waschen Sie das Gesäuge regelmäßig mit verdünnter Arnikatinktur (1 : 5), oder legen Sie Arnikakompressen auf, die durch einen Verband gesichert werden müssen. Auch das Einreiben mit Arnikasalbe hilft dem Tier. Erfahrungsgemäß heilt die Entzündung durch Arnika schnell wieder ab. Bei eitriger Entzündung helfen regelmäßige Arnikakompressen.
Wichtig: Natürlich sollte das Tier während dieser Zeit nicht säugen!

Geburtshilfe

Durch gewaltsames Ziehen wird bei Geburten von Haus- und Hoftieren viel Unheil angerichtet, vor allem bei Pferden, die keine dehnbare Schambeinfuge haben, wie zum Beispiel der Mensch. So können in den Schleimhäuten Blutergüsse entstehen.
Waren während der Geburt eines Tieres Zughilfen nötig, gibt man vorsorglich 3–4mal täglich Arnika in homöopathischer Aufbereitung, zum Beispiel Globuli in D 4 oder D 6.

Wundschmerz

Bei Wundschmerz nach Verletzungen und Operationen verabreicht man Arnika homöopathisch in einer Potenz von D 4 bis D 6.

Hautabschürfungen

Ist die Haut zum Beispiel durch einen Sturz aufgeschürft, gibt man am besten zwei Tage lang Arnika D 6 in zweistündlichen Intervallen. Das Auftragen einer Ringelblumensalbe fördert zusätzlich die Heilung bei Riß- und Schürfwunden.

Schock oder Kollaps, auch als Unfallfolge

Die Symptome eines Schocks sind kalte Haut, Untertemperatur, Blutdruckabfall mit vermindertem Pulsschlag und flache Atmung. Auch hier hilft Arnika.
Geben Sie Ihrem Tier Globuli in einer Potenzierung von C 30, und wiederholen Sie die Gabe je nach Schwere des Schocks in ein- bis vierstündlichen Intervallen.

Angst vor Berührung

Haben Tiere Angst vor Berührung, gibt man Arnika in homöopathischer Aufbereitung. Eine einmalige Gabe von 3 bis 5 Globuli in der Potenz C 30 ist angebracht, dann warten Sie ab. Stellen Sie eine Verbesserung fest, nichts mehr nachgeben. Stellt sich wieder eine Verschlechterung ein, kann erneut eine Gabe verabreicht werden.

Insektenstiche

Gerade Pferde werden häufig von Insekten geplagt. Reitet man mit einem verschwitzten Pferd am Waldrand entlang, stürzen sich die Pferdebremsen in ganzen Schwärmen auf die armen Tiere. Zu Hause sind sie dann manchmal ganz zerstochen und übersät von fingernagelgroßen Schwellungen. Arnika verschafft Linderung bei allen Insektenstichen, vertreibt den Schmerz und bewirkt ein Abklingen der Schwellungen.

Behandlung
Stellen Sie eine Verdünnung der Tinktur im Verhältnis 1 : 5 her, und tupfen Sie die Schwellungen damit ab, oder legen Sie Kompressen auf.

Entzündungen der Sehnen

Besonders bei Pferden sind Entzündungen der Vorderbeine recht häufig. Betroffen sind dann meist die Beugesehnen, die auf der Rückseite der Gliedmaßen verlaufen. Die häufigsten Ursachen hierfür sind Stellungsfehler, Ernährungsfehler, Zerrungen oder schwache Sehnen.
Sind die Sehnen entzündet, fühlen sie sich heiß an und sind meist auch geschwollen. Das Tier lahmt und stolpert häufig.

Behandlung
Umschläge mit Arnikatinktur und zusätzlich 3mal täglich, anfangs sogar stündlich, Arnika in homöopathischer Aufbereitung (D 6) geben.

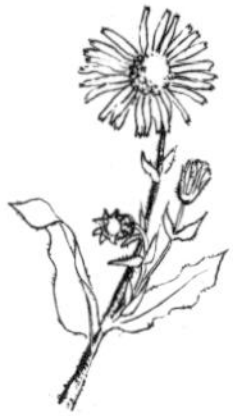

Arnika in der Likörbereitung

Arnika findet sich häufig in den sogenannten »Klosterlikören« wieder, wobei sowohl die Droge als auch die Wurzel zu diesem Zweck verwendet wurden. Bei der Wurzel legte man Wert auf ihre Wirkung gegen nervöse Affektionen und gegen Durchfall, bei der Droge auf ihre heilende Wirkung im Magen-Darm-Trakt.
Das Herstellen von Likören erfordert einiges an Vorbereitung (Einkaufen der Zutaten, eventuell Anpflanzen bestimmter Kräuter). Hat man einmal alles beieinander, geht es jedoch meist recht schnell. Liköre zubereiten kann ein richtiges Hobby werden, und man hat immer ein besonderes Geschenk zur Hand. Da Klosterliköre durch Lagerung immer feiner werden, empfiehlt es sich, gleich größere Mengen herzustellen.

Wenn in den folgenden Rezepten von »Sprit« die Rede ist, so ist damit Monopolsprit mit 96 Volumenprozent gemeint. Sie erhalten ihn in Apotheken unter der Bezeichnung »Spiritus 96 Prozent zu Heilzwecken« oder »Weingeist«.
Die angegebenen Mengen der Kräuter, zum Beispiel 0,1 g Zimt oder 0,7 g Arnika, beziehen sich immer auf 1 Liter fertigen Likör. Klosterliköre wurden natürlich in großen Mengen hergestellt, da sie ja vertrieben wurden. So lauten die Angaben in Originalrezepten wohl eher 100 g hiervon und 200 g davon, wobei natürlich entsprechende Mengen des fertigen Likörs entstanden.
Wenn Sie sich die Mühe machen, den einen oder anderen Likör anzusetzen, und gleich eine größere Menge herstellen wollen,

multiplizieren Sie die hier angegebenen Mengen der Zutaten einfach, je nachdem, wieviel Liter Sie ansetzen wollen.
Zum Auswiegen der Kräuter eignet sich am besten eine Briefwaage.
Was die seltener vorkommenden Kräuter betrifft, lohnt es sich, herumzufragen – vielleicht hat ja der eine oder andere Bekannte solche Kräuter in seinem Garten. Oder Sie säen bzw. pflanzen sie im Frühjahr selbst. Ysop oder auch Engelwurz lassen sich zum Beispiel recht einfach aus Samen ziehen. Eine Wermutstaude im Garten ist ebenfalls von Vorteil, denn auch Wermuttee hilft bei Magenverstimmungen und Darmproblemen – allerdings brauchen Sie für Wermut oder Engelwurz – beides sehr große Pflanzen – schon etwas Platz. Wenn Sie diese Kräuter bzw. Samen nicht in Ihrer Gärtnerei bekommen, können Sie sie bei einer der beiden Versandgärtnereien bestellen, deren Adressen Sie im Anhang finden.

Abteilikör

Sie benötigen für einen Liter Likör zwei Ansätze, die später gemischt werden.

Ansatz A:

2,5 g Melissenblätter
2,5 g Pappelknospen
2,5 g Pfefferminzblätter
2,5 g Ysopkraut
0,7 g Arnikablüten
0,5 g Thymian
0,2 g Majoran
0,1 g Salbeiblätter
120 ml Sprit

Die Drogen werden gleichmäßig zerkleinert und mit dem Sprit angesetzt. Nach 18 Stunden gibt man den Ansatz in einen

Papierfilter und läßt den Extrakt ablaufen. (Nicht länger ziehen lassen, da der Likör sonst zu bitter wird!)

Ansatz B:

1 g Angelikawurzel (Engelwurz)
0,5 g Angelikasamen
0,5 g Enzianwurzel
0,5 g Zitwerwurzel
0,2 g Moschuskörner
0,1 g Zimt
0,1 g Cardamon
0,1 g Nelken
70 ml Sprit
30 ml Wasser

Die Wurzeln erhalten Sie in der Apotheke, Angelikasamen ebenfalls in der Apotheke oder im Sämereiversand, und die Gewürze bekommen Sie in einem gutsortierten Kaufhaus.
Auch die Drogen für Ansatz B werden gleichmäßig zerkleinert und mit dem Sprit und Wasser angesetzt. Nach genau fünf Tagen den Extrakt durch einen Papierfilter abfiltern.

Zur Fertigstellung des Likörs (1 Liter, 40 Prozent Alkohol) benötigen Sie:

Extrakte aus Ansatz A und B
240 ml Sprit
100 ml Weinbrand
100 ml Bienenhonig
200 ml Zuckerlösung
Wasser bis zur 1-Liter-Marke

Die Zutaten werden gemischt, der Honig sollte durch Rühren aufgelöst werden. Nach einer Woche Ruhen kann der Likör durch ein Papierfilter abgefiltert und in Flaschen abgefüllt werden.

Stonsdorfer

Dieser Likör ist sehr bitter. Das Originalrezept kommt aus dem schlesischen Ort Stonsdorf im Riesengebirge. Unbedingt zum Stonsdorfer gehört der Heidelbeersaft; ersatzweise können getrocknete Heidelbeeren verwendet werden.

Für einen Liter Likör benötigen Sie:

4 g Johannisbrot
3 g Anis
3 g Sternanis
3 g Chinarinde
2 g Lakritze
2 g unreife Pomeranzen
2 g Curaçaoschalen
1 g Koriander
1 g Zimt
1 g Pfefferminze
0,4 g Arnika
0,5 g Galgant
0,4 g Wermutkraut
0,5 g Piment
0,5 g Nelken
5 g getrocknete Heidelbeeren (falls Sie keinen Saft verwenden)
130 ml Sprit
120 ml Wasser

Die Drogen werden zerkleinert und mit dem Sprit und Wasser angesetzt. Nach genau 14 Tagen den ganzen Ansatz (mit Kräutern) in einen Papierfilter geben und durchlaufen lassen.

Zur weiteren Herstellung benötigen Sie:

280 ml Sprit
280 ml Zuckerlösung
150 ml Heidelbeersaft
(ersatzweise getrocknete Heidelbeeren, siehe oben)
Wasser bis zur 1-Liter-Marke

Nun muß die Zuckerlösung hergestellt werden. Sie erhitzen 280 ml Wasser und geben 225 g Zucker bei; anschließend einen Spritzer Zitronensirup zufügen. Alles 15 Minuten sprudelnd kochen lassen. Dabei entsteht Schaum an der Oberfläche des Zuckersirups, der mit einer Schaumkelle abgeschöpft werden muß. Nach der Garzeit sollte der Zuckersirup durch ein Tuch geseiht werden. Schließlich den Sirup mit dem Sprit, dem Heidelbeersaft und dem Grundansatz mischen und gut verrühren. Das Wasser läßt man dann über den Papierfilter mit den Kräutern des Ansatzes laufen, wodurch noch mal ein Teil des in den Drogen verbliebenen Alkohols herausgespült wird.
Den Likör einige Tage ruhen lassen, ihn dann nochmals filtern und in Flaschen abfüllen.
Wie alle Kräuterliköre gewinnt auch der Stonsdorfer durch lange Lagerung an Aroma.

Chartreuse-Likör

Die Mönche des Kartäuserklosters »La grande Chartreuse« in der Nähe von Grenoble kreierten diesen berühmten Likör.
Das folgende Rezept ist für eine größere Menge berechnet. Sie werden etwa *3 Liter* fertigen Likör erhalten.
Der Chartreuse-Likör wird nach einem Originalrezept aus dem Jahre 1605 mit folgenden Kräutern angesetzt:

50 g Zitronenmelisse
40 g Angelikawurzeln
8 g Thymian
4 g Arnikablüten
50 g Pfefferminze
5 g Ysop
5 g Wermut
4 g gemahlener Zimt
4 g Muskatblüte
1 Liter 50prozentiger Alkohol (Weingeist oder Ansetzbranntwein)

Die Kräuter fein wiegen (am besten frische Kräuter verwenden) und in ein Glas füllen. Muskatblüte fein zerstoßen und zusammen mit dem Zimt zu den Kräutern geben. Alles mit dem Alkohol übergießen. Falls die Kräuter nicht ganz von Alkohol bedeckt sind, muß man sie fest zusammendrücken. Anschließend das Glas mit einem Schraubdeckel fest verschließen und vier Wochen stehen lassen. Ab und zu durchschütteln!
Nach vier Wochen hat man den Grundansatz, der sich auch als Magenbitter bewährt hat. Er riecht köstlich, schmeckt aber sehr bitter. Ein Teelöffel vor dem Essen ist gut für die Verdauung.

Aus dem Grundansatz wird dann der Likör bereitet. Man benötigt:

800 g Zucker
1 Spritzer Zitronensirup
1 Liter Wasser
250 ml Sprit

Das Wasser wird erhitzt und der Zucker beigegeben, anschließend einen Spritzer Zitronensirup hinzufügen. Alles 15 Minuten sprudelnd kochen lassen. Dabei entsteht Schaum an der Oberfläche des Zuckersirups, der mit einer Schaumkelle abgeschöpft werden muß. Nach der Garzeit sollte der Zuckersirup durch ein Tuch geseiht werden. Schließlich den Sirup mit dem Sprit und dem Grundansatz mischen und gut verrühren. Alles eine Woche ruhen lassen, dann durch einen Papierfilter absieben und in Flaschen füllen. Den Likör am besten noch etwa zwei Monate ruhen lassen, damit sich sein Aroma voll entfalten kann.
Chartreuse-Likör läßt sich auch zur geschmacklichen Verfeinerung von Süßspeisen und Kuchen oder auf Eis verwenden. Wenn Sie ihn kaufen, ist er sehr teuer, schon seiner wertvollen Kräuter wegen. Setzen Sie ihn selbst an, so haben Sie, in hübsche Flaschen abgefüllt, auch immer ein besonderes Geschenk zur Hand!

Chartreuse-Bonbons

Aus dem Likör können Sie auch sehr leckere Bonbons zubereiten. Dazu benötigen Sie folgende Zutaten:

$^1/_2$ Liter süße Sahne
500 g feinkörniger Zucker
3 Eßlöffel Honig
3 Eßlöffel Chartreuse-Likör

Kochen Sie Zucker, Honig und Sahne unter ständigem Rühren etwa 20 bis 30 Minuten, bis eine zähflüssige Masse entstanden ist. Die Bonbons sind erst dann fertig, wenn die Masse eine knetbare Konsistenz annimmt. Die Karamelmasse nun von der Herdplatte nehmen und den Likör unterrühren. Den Karamel auf ein gefettetes Blech streichen und, kurz bevor er hart wird, in mundgerechte Würfel schneiden.

Magenwein

1 Liter guter Rotwein
1 gestrichener Teelöffel Zimt
$^1/_2$ Teelöffel Arnika (getrocknet und zerrieben)
1 Teelöffel Brennesselkraut (getrocknet und zerrieben)
1 frische Angelikawurzel
1 frische Kalmuswurzel

Man schneidet die Wurzeln fein und füllt sie in ein Schraubglas. Dann streut man Zimt, Arnika und Brennesselkraut darüber und übergießt alles mit dem Rotwein. Das Ganze mindestens zwei Wochen ziehen lassen, anschließend abseihen, in eine Flasche abfüllen und mit einem Korken verschließen.
Trinken Sie von diesem Magenwein ein Likörglas vor dem Essen – das regt die Verdauung an und tut dem Magen gut.

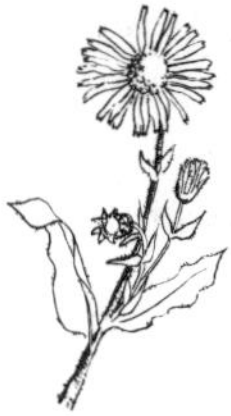

Arnika und Tabak

Die ätherischen Öle der Arnika haben bei der Tabakverarbeitung als Bestandteil aromagebender Substanzen (Flavours) stets eine Rolle gespielt.
Unter Flavouring versteht man im allgemeinen das Besprühen des Blatt- oder Schnittabaks; im ersten Fall werden Soßen, im zweiten alkoholische Flavours verwendet. Die Zigarettentabake der amerikanischen oder orientalischen Geschmacksrichtung werden in vielen Fällen nach dem Rösten mit dem jeweiligen Flavour bespritzt, das heißt mit einer alkoholischen oder anderen Lösung aus aromatischen Substanzen, die dem Tabak einen ihm eigenen, besonderen Geschmack und Geruch verleihen. Für diesen Vorgang werden sowohl natürliche ätherische Öle, Resinoide, Extrakte oder Tinkturen als auch synthetische Zusätze verwendet. Die Zusammensetzung des Flavours ist Fabrikgeheimnis und oftmals für den Verkaufserfolg einer Zigarettenmarke maßgebend.
Auch als Direktbeimischung in sogenannten *Kräutertabaken* hat man Arnika verwendet.
In der *Schnupftabakproduktion* hat die Arnika wegen ihrer Reizwirkung auf die Nasenschleimhäute oft Verwendung gefunden, vor allem in Frankreich und in der Eifel; aber auch im Österreichischen wurde dem Schnupftabak Arnika beigegeben. Schnupftabak ist ein Pulver, das zum Genuß durch Aufziehen in die Nase bestimmt ist. In einigen Ländern (wie Schweden)

wird der Schnupftabak aber auch gekaut oder (wie bei den Farbigen im Süden der USA) mittels Pinsel auf das Zahnfleisch gestrichen.

Das »Schnupfen« ist die älteste in Europa bekannte Form des Tabakgenusses.

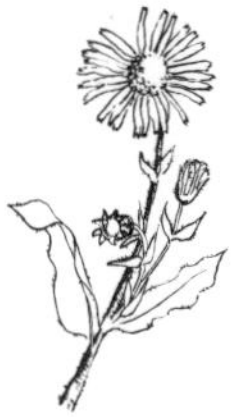

Färben mit Arnika

Als ich zum ersten Mal mit Naturfarben gefärbte Wolle sah, war ich schlichtweg begeistert. Solche Farbtöne in solcher Farbharmonie – es ist, als würde Licht durch ein Kirchenfenster fallen oder die Sonne mit den Farben des Herbstlaubs spielen.
Freilich darf man sich beim Färben von Wolle oder Naturstoffen nicht auf einen genauen Farbton festlegen, denn bei jedem Färbevorgang wird die Farbe etwas anders, selbst wenn man immer die gleiche Blattsorte und die gleiche Menge nimmt. Der Grund dafür ist, daß für den Farbton auch die Grundfarbe der Wolle, die Zeit der Blatternte, Wasserhärte, Zeitdauer des Färbevorgangs und Nachbehandlung von Belang sind.
Die Farbe, die Sie letztlich erzielt haben, ist waschecht, und nur die reinen Gelbtöne können durch Sonnenbestrahlung etwas verblassen. Enttäuschungen gibt es beim Färben mit Naturfarben so gut wie nie, denn immer sind die Farben ansprechend und haben eine tiefe Ausstrahlung.
Auch die Blätter der Arnika eignen sich zum Färben von Wolle und Stoffen. Sie färben gelb. (Übrigens ist beim Färben mit Pflanzen die Grundfarbe immer Gelb – in Schattierungen von Gelborange bis hinein ins Gelbgrüne! Erst durch Zusätze von Metallsalzen können Sie andere Farbtöne erzielen.)
Das Färben mit Arnika ist vor allem dann sinnvoll, wenn man sie im eigenen Garten anbaut. Man kann dann nach der Ernte der Blüten das Kraut sinnvoll weiterverwenden.

Tip: Blätter, die intensiver Sonnenbestrahlung ausgesetzt waren, enthalten um vieles mehr an Farbstoffen (Flavonoiden) als solche, die im Schatten wuchsen!
Wer Arnika nicht selbst anbaut, wird zum Färben wohl eher auf andere Grundstoffe zurückgreifen: Holunderblätter zum Beispiel, Eichen-, Buchen- oder Birkenlaub, Rhabarber, Brennessel, Efeu oder grüne Rosenblätter – sie alle eignen sich dafür und zeigen sich in ihrer ganz persönlichen Gelbschattierung.
Wenn Sie Lust bekommen haben, Wolle oder Naturstoffe einmal selbst zu färben, besorgen Sie sich am besten entsprechende Fachliteratur. Und keine Angst, es ist gar nicht so schwer!

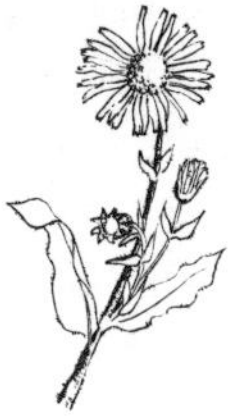

Arnika als Helfer im Garten

Wer alternativen Gartenbau betreibt, wird um Kräuterauszüge und -jauchen nicht herumkommen. Sie dienen als Pflanzenschutz und zur Düngung und werden meist aus Grünmasse hergestellt.

Kräuterauszug gegen Blattläuse

Ein altbewährtes Rezept gegen Blattläuse, das uns eine Bäuerin aus dem Oberbayerischen verraten hat, lautet folgendermaßen: Man nimmt $^1/_2$ Kilo Brennessel und $^1/_2$ Kilo Arnikakraut, das bei der Ernte der Blüten abgefallen ist, schneidet es etwa handlang und setzt es in 10 Liter kaltem Regenwasser an. Nach 24 Stunden bis spätestens 3 Tagen ist der Auszug fertig. Man siebt ihn ab und kann ihn dann unverdünnt zum Spritzen verwenden.

Kräuterjauche zum Düngen

Läßt man den oben beschriebenen Kräuterauszug noch gären, ist er zum Düngen geeignet. Der Gärungsprozeß setzt bei warmem Wetter nach etwa 3 bis 4 Tagen ein und ist nach zwei, im ungünstigsten Fall nach fünf Wochen beendet. Die Brühe sollte ab und zu umgerührt werden!

Zum Binden des unangenehmen Geruchs, den eine Jauche ausströmt, kann eine Handvoll Steinmehl beigegeben werden. Vor Gebrauch muß die Jauche dann im Verhältnis 1 : 10 mit Wasser verdünnt werden.

Warnung: Behälter mit Kräuterjauchen immer abdecken und so aufbewahren, daß Kinder nicht damit in Berührung kommen können!

Tip: Da auch Kräutertees zur Pflanzendüngung geeignet sind, kann man die abgesiebten Kräuter nochmals mit heißem Wasser überbrühen und diesen Auszug dann am nächsten Tag dem Gießwasser beigeben. Ebenso kommen Teereste aus Kannen und Tassen ins Gießwasser.

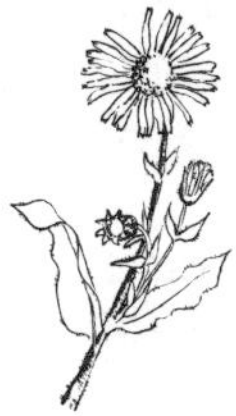

Herumgefragt – Was die Leute über Arnika wissen

Eine Bäuerin aus einem Winzerdorf an der Mosel:
»Meinen Kindern gab ich bei Halsverschleimung und übelriechendem Speichel 2 bis 3 Tropfen Arnikatinktur auf einen Eßlöffel warmes Wasser zum Einnehmen. Und das hat immer geholfen!«

Eine junge Frau, die bei Trier auf dem Land aufwuchs:
»In unserer Hausapotheke gab es sechs Dinge – zum Desinfizieren Vorschuß, das ist 90prozentiger Alkohol oder das, was beim Brennen zuerst kommt – quasi der Schnaps vorm Schnaps. Gegen Kopfschmerzen gab es Melissengeist, gegen Bauchschmerzen Kamillentee, für offene Verletzungen Ringelblumensalbe, für alle Stoß- und Quetschverletzungen Arnikasalbe und für Rheuma, Hals und Herz Arnikatinktur. Das war alles. Auch Pflaster hatten wir nicht. Und zum Arzt wurde nur gegangen, wenn etwas ganz, ganz schlimm war.
Die gleiche Hausapotheke gab es auch im Stall fürs Vieh. Hatten die Kühe, was im Winter schon mal vorkam, Ekzeme, wurde Arnikaöl warm gemacht und draufgestrichen. Auch Risse am Euter wurden mit Arnikasalbe behandelt.«

Eine Frau aus dem Oberbayrischen:
»Ich hatte einen Sohn, der immer wieder Furunkel bekam, oft auch am Po, und das war besonders schmerzhaft. Helfen konnte ich ihm mit verdünnter Arnikatinktur. Ich gab zwei Teelöffel Tinktur auf zwei Tassen heißes Wasser, tränkte darin einen sauberen Lappen, drückte ihn aus und legte ihn auf. Und dies mehrmals täglich, bis der Furunkel abgeheilt war.«

Eine Weißnäherin, die immer wieder mit Lähmungserscheinungen an ihrem rechten Arm zu tun hatte:
»Ich habe den Arm zuerst mit angewärmten Wolltüchern gerieben, bis die Haut rot wurde, und dann verdünnte Arnikatinktur einmassiert. Das hat mir oft geholfen.«

Ein neunzigjähriger Arzt aus Sonnenberg:
»Bei Knochenhaut- und Nervenentzündungen hilft verdünnte Arnikatinktur. Man vermischt einen Teil Tinktur mit zehn Teilen Wasser und reibt damit die betroffene Stelle dreimal täglich ein oder legt Kompressen auf.«

Eine alte Dame aus Regensburg:
»Sein Leben lang hatte mein Mann mit Schulterschmerzen zu tun, und immer konnte ich ihm am besten mit Arnika helfen. Ich bürstete ihn mit einer trockenen, rauhen Bürste von den Fingerspitzen bis über die Schultern hinauf, dann rieb ich ihn mit einer Lösung aus Arnikatinktur und Wasser ein und zog ihm einen warmen Wollstrumpf ohne Fuß fest darüber.«

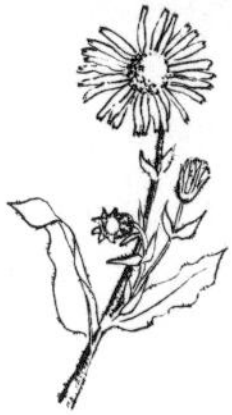

Anhang

Quellenverzeichnis

1 Kneipp, Sebastian: *Meine Wasser-Kur.* Kempten 1890, S. 121.

2 Zitiert in: Fischer-Rizzi, Susanne: *Medizin der Erde.* München 1993, S. 13.

3 Withalm, Berthold: *Naturgemäßes Volksheilbuch.* Graz und Göttingen 1955, S. 83–84.

4 Kent, James Tyler: *Kents Arzneimittelbilder. Vorlesungen zur homöopathischen Materia Medica.* Heidelberg ^{9}1993, S. 142.

5 Nash, E. B.: *Leitsymptome in der homöopathischen Therapie.* Heidelberg ^{16}1991, S. 282.

6 Tyler, Margaret L.: *Homöopathische Arzneimittelbilder.* Göttingen 1993, S. 188.

7 Vithoulkas, G.: *Materia Medica Viva.* Band 3. Göttingen 1992, S. 130.

8 ibd., S. 108.

9 ibd.

10 z. B. Kent, a. a. O., S. 146.

Adressen

Wenn Sie die Adresse eines klassischen Homöopathen in Ihrer Nähe suchen, wenden Sie sich bitte an eine der folgenden Adressen:

Deutsche Gesellschaft für
Klassische Homöopathie e. V.
Grundtvigstraße 39
33330 Gütersloh
Tel.: 0 52 41/34 06 21

Tierheilkunde –
Klassische Homöopathie für Tiere
B. Wetteroth
Fichtenstraße 23
64739 Höchst im Odenwald
Tel.: 0 61 63/12 02
(Hier können Adressen von Tierheilpraktikern
aus dem Bundesgebiet nachgefragt werden.)

Versand für Heilkräuter und seltene Wildpflanzen:

Blauetikett
Bornträger GmbH
Arznei- und Gewürzpflanzen
Postfach 30
67591 Offstein
Tel.: 0 62 43/90 53 26
Fax: 0 62 43/90 53 28

Kräutergarten Daniel Rühlemann
Postanschrift:
Auf dem Kamp 3
28217 Bremen
Gärtnerei:
Auf dem Berg
27367 Horstedt
Tel.: 04 21/39 37 36

Lohnenswerte Ausflugsziele für Kräuterfans

Palmengarten
Botanischer Garten in Frankfurt am Main

Kräutergarten Karls des Großen
Aachen in der Innenstadt

Aromagarten Erlangen
An der Palmsanlage im Stadtwesten

Sammlung von Duftpelargonien
im Botanischen Garten Erlangen
neben dem Schloßgarten

Botanischer Garten der Universität Düsseldorf
Düsseldorf, Universitätsstraße 1

Die Autoren

Angeline Bauer wurde 1952 in Niederbayern geboren und war bis 1982 Tänzerin. Seit 1982 arbeitet sie hauptberuflich als Autorin; sie veröffentlichte unter dem Pseudonym Friederike Costa unzählige Romane und unter eigenem Namen einige Sachbücher.
Nach Abschluß verschiedener Ausbildungen leitet sie neben ihrer Tätigkeit als Autorin seit 1991 eine Praxis für Psychologische Beratung, in der sie mit verschiedenen Techniken der Imaginationstherapie – wie Symbolik, Mythologie, Märcheninhalte und Traumdeutung – arbeitet. Aus ihrem tiefen Interesse an Symbolik, Gottheiten, Märchen und Mythen und dem alten Wissen der Frauen über Pflanzen und ihre Heilwirkung entstand unter anderem das Buch *Die Nacht der Mondfrauen*.

René Prümmel wurde 1953 in Arnhem in den Niederlanden geboren. Bis 1987 war er als Journalist bei verschiedenen Tageszeitungen und einer Monatszeitschrift, danach freiberuflich tätig.
Inzwischen arbeitet er, nach mehrjährigem Studium an der Internationalen Schule für Klassische Homöopathie in Hechtel/Belgien, als Heilpraktiker in eigener Praxis. Nebenbei schreibt er Sachbücher und Gesundheitsberichte für Zeitschriften.

Die Autoren sind seit 1983 verheiratet und leben mit mehreren Katzen, einem Hund und einem Pferd auf einem romantischen Bauernhof.

Register